EIN

KRAFT-

Ab jetzt ist alles ANDERS

UND

TROSTBUCH

ARLENE COTTER

Econ Taschenbuch

Dieses Buch ist kein Ratgeber im eigentlichen Sinne.
Die Ideen und Ansichten, die hier wiedergegeben werden, sind subjektiver Natur und
können in keiner Weise einen Besuch beim Arzt oder Therapeuten ersetzen.

Econ Taschenbücher erscheinen im Ullstein Taschenbuchverlag,
einem Unternehmen der Econ Ullstein List Verlag GmbH & Co. KG, München.

Deutsche Erstausgabe
1. Auflage 2002

© 2002 für die deutsche Ausgabe
by Econ Ullstein List Verlag GmbH & Co. KG, München
© 1999 by Arlene Cotter
Titel der Originalausgabe: from this moment ON (Random House, Inc., New York)
Übersetzung: Ingeborg Schober
Die Ratschläge in diesem Buch sind von Autorin und Verlag sorgfältig erwogen
und geprüft; dennoch kann eine Garantie nicht übernommen werden.
Eine Haftung der Autorin bzw. des Verlages und seiner Beauftragten
für Personen-, Sach- und Vermögensschäden ist ausgeschlossen.
Umschlagkonzept: Büro Meyer & Schmidt, München – Jorge Schmidt
Titelkonzept und Umschlaggestaltung: Petra Soeltzer, Düsseldorf
Titelabbildung: Tony Stone
Der Verlag hat sich bemüht, die Rechteinhaber der Abbildungen im Innenteil
ausfindig zu machen. Sollten darüber hinaus Ansprüche bestehen,
bitten wir um freundliche Nachricht.
Druck und Bindearbeiten: Bercker GmbH, Kevelaer
Printed in Germany
ISBN 3-548-71045-X

SIE WERDEN IHREN WEG FINDEN.

SO WIE WIR ALLE.

FÜR MEINE LIEBE FAMILIE UND MEINE FREUNDE

FRANCESCO SARTORI

IZOLDA KOVACS COTTER & JULIUS COTTER

KATHY BODELL & LINDA HOLMES

UND IMMER WIEDER JÜRGEN GROHNE

DR. JOSEPH CONNORS

UND ALL JENE, DEREN DIAGNOSE

KREBS LAUTET

JOSEPH BIRO

ELIZABETH & ROSE MARY BRAUN

CAROL CROMPTON

LESLIE & GRACE CZOTTER

LENKE GARAY

ROLF GROHNE

IMOGENE HOLMES

DR. JAMES IRONSIDE

BRENDA JOWETT & ILSE KOESTER

KATHLEEN KOVACS

MIRIAM MACPHAIL

MARY MCGARRIGLE S.S.A.

JACQUELINE OSBORNE

PAT ROSS (EWING)

MARIA SCHRATZ

DORIS STEELE

GERARD VANDEGRIEND

ZELEBRIEREN

DONALD HENDERSON RADCLIFFE

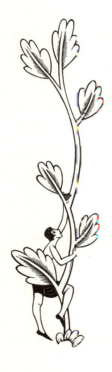

INHALT

Eine Einführung von Patient zu Patient,

die Ihnen nach der Krebsdiagnose helfen wird,

die Herausforderungen der nächsten Zeit zu meistern.

STOP!

BEREITET SIE AUF DIE REISE VOR   13

GEWINN

ERFORSCHT DAS WESEN VON LEBEN UND STERBEN   245

LOS!

LÄDT SIE EIN, IHR LEBEN NUN FREUDVOLL ZU MEISTERN   307

DANKSAGUNG   458

Ab jetzt ist alles ANDERS

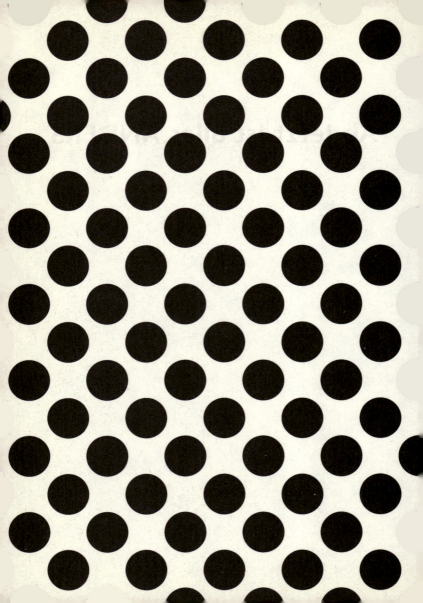

Stop!

Dem Mutigen gehört das Glück

TERENCE

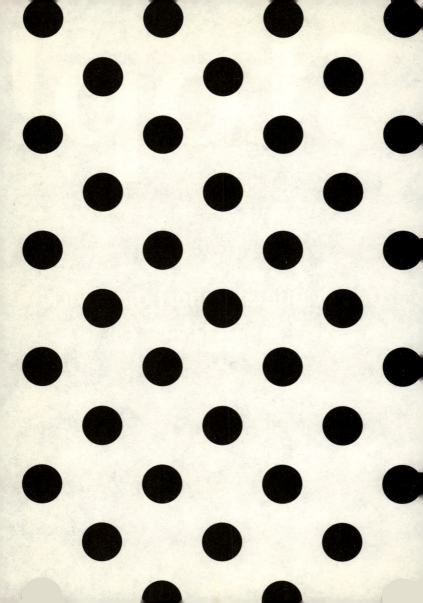

Jetzt haben Sie es schwarz auf weiß.

Ihre Diagnose lautet Krebs.

Diesmal hat es nicht irgendein Familienmitglied, einen Bekannten oder Prominenten getroffen – SONDERN SIE.

Ob es Ihnen nun gefällt oder nicht,

Sie sind ein Mitglied

der **Krebs**gemeinde.

Sie sind eine(r) von »denen«.

Wir – das sind diejenigen, denen
ihre eigene, unabänderliche Sterblichkeit im
höchsten Maße bewusst geworden ist.

Präzise gesagt,

Sie sind jetzt eine(r) von uns.

Und ab jetzt ist alles anders.

STOP!

Ihr Leben wird nie mehr so sein

wie es war.

STOP! 19

Nie mehr.

Manches wird SCHLIMMER werden und
manches wiederum BESSER ...

Es wird viele Überraschungen geben,
aber auch neue Erkenntnisse.

Vor Ihnen liegt eine Zeit,
in der Sie einen
GANZ PERSÖNLICHEN WEG finden werden,
mit Ihrer Krebsdiagnose umzugehen.

STOP!

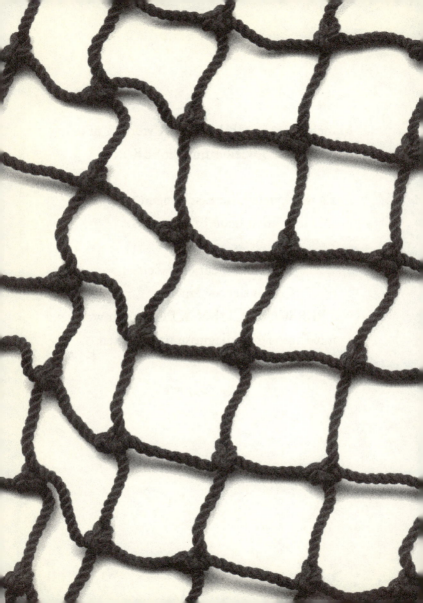

Ratgeber: Buch oder Text zur Einführung in ein bestimmtes Thema.

Zum Glück können Sie mit einer PERSPEKTIVE auch eine gewisse Stabilität erreichen.

Und dabei kann Ihnen dieser Ratgeber helfen.
Er ist ein Hilfsmittel,
das Sie bei Ihrer Krebserkrankung begleiten kann.
Denn vermutlich geht es Ihnen wie den meisten:

Sie wissen einfach nicht, was auf Sie zukommt –

und genau das kann ziemlich viel
Angst auslösen.

STOP! 23

Atmen Sie einfach tief durch
und sorgen Sie dafür, dass Sie die folgenden
Seiten in Ruhe lesen können.
Falls Sie sich nicht konzentrieren können,
dann bitten Sie eine Person
Ihres Vertrauens Ihnen vorzulesen.

Außerdem sollten Sie sich auf eine

Wahrheitsprüfung

gefasst machen, denn jetzt geht es darum,
in vollem Maße Ihre »Situation«
zu begreifen – gemeinsam.

Die Situation ist folgende:

Sie haben eine lebensbedrohliche Krankheit, die ab SOFORT Ihre ganze Aufmerksamkeit erfordert.

Im Augenblick gibt es NICHTS
Wichtigeres, als dass Sie
ALLES andere stoppen
und über Folgendes nachdenken:

Warum?

Erkennen Sie, WELCHE ROLLE Sie selbst
für Ihre Gesundheit spielen.
Das ist die EINZIGE Möglichkeit
für Sie

(weiterhin)

Wie würden Sie den Begriff Lebensqualität für sich *ganz persönlich* definieren?

ein qualitativ wertvolles Leben
zu führen.

Denken Sie darüber nach.
Egal, wie sehr auch andere versuchen werden,
Ihnen zu helfen, nur Sie selbst
können den Heilungsprozess in Gang setzen.

Dies ist der erste Schritt.

Die Treppe, eine Zeichnung von Henricus Hondius, um 1751

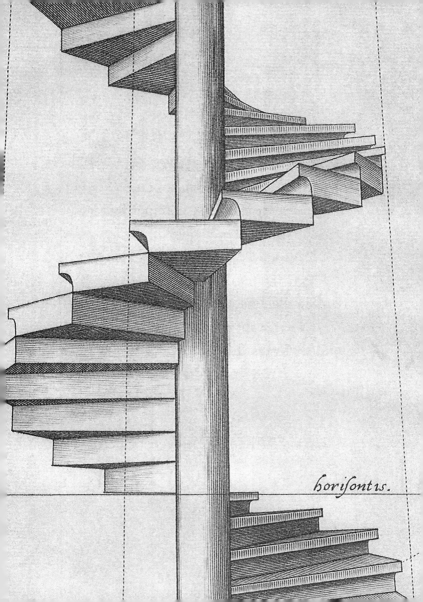

horiſontis.

Wie auch immer Ihre Prognose lauten mag,

Sie können sich auf die
Herausforderungen der kommenden Tage
vorbereiten, indem Sie die
folgende, grundsätzliche Wahrheit akzeptieren:

Nur Sie allein haben die Kontrolle darüber,
wie Sie auf die Art und Weise,
mit der Krebs Ihr Leben verändern wird,
reagieren **wollen**.

Und er WIRD Ihr Leben verändern.

Sie werden sich auf einer steilen
Achterbahn bewegen, um Neues
zu lernen und dabei alle typischen Tiefen
durchzumachen – Rückschläge und Frustrationen,
aber auch wertvolle Erfahrungen
als hart erkämpfte Belohnung.

Auch wenn es klar zu sein SCHEINT,
müssen Sie sich bisweilen
wieder in Erinnerung rufen, dass

Sie zwar die Krankheit haben –
aber die Krankheit nicht Sie hat.

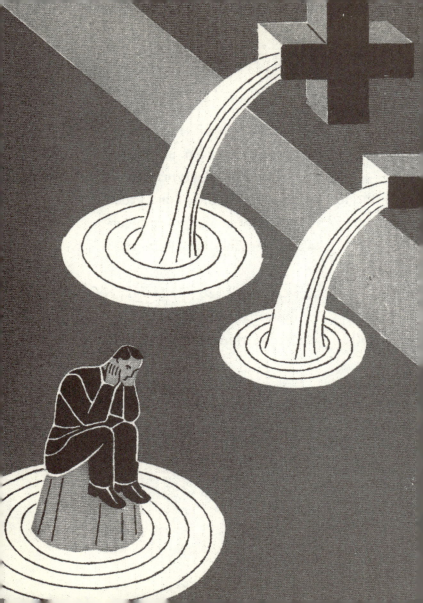

… man kann einem Menschen alles nehmen,

mit einer Ausnahme:

die letzte der menschlichen Freiheiten –

die Einstellung zu einer Situation zu wählen,

egal wie sie auch sein mag,

und sich für einen ganz persönlichen Weg

zu entscheiden.

– VICTOR FRANKL –

Man's Search For Meaning

Brian Cronin: *Mensch und Wassersprossen* (Ausschnitt) 1997
Tusche und Acryl auf Papier, 17 × 18 cm
© Brian Cronin
Diese Illustration wurde erstmals in *The Atlantic Monthly* veröffentlicht.

Sie sind ein MENSCHLICHES WESEN,
das lebt, atmet und denkt,
und Krebs ist lediglich eine Krankheit.
Sie werden überrascht sein,
wie schnell Sie wieder etwas Kraft
für sich zurückgewinnen können,

WENN SIE FOLGENDE
WORTE LAUT
VOR SICH HINSAGEN:

»Wie ich auf
meine Krebsdiagnose reagiere,
ist meine Entscheidung.«

WIE ICH AUF MEINE KREBSDIAGNOSE REAGIERE, IST MEINE ENTSCHEIDUNG.

Versuchen Sie diese wichtige Botschaft
täglich zu wiederholen,
bis es Ihnen zur Gewohnheit wird.

Nun zum nächsten Schritt.

Was immer ihnen gut tut,
sollten Sie als Reaktion wählen. Krebs ist eine
schwere Prüfung, aber auch eine Chance.
Und es liegt ganz in Ihrer Hand,
was sich für Sie daraus ergibt.

Sobald Sie herausgefunden haben, wie Sie von
GUTEN ENTSCHEIDUNGEN profitieren können,
werden Sie sich automatisch so verhalten,
dass die Umstände für Sie

BESSER werden –

und nicht SCHLECHTER.

Jetzt ist eine ganz wichtige Zeit für Sie.
Alles, WAS SIE JETZT IM MOMENT MACHEN,
wird die Richtung für Ihren weiteren Weg vorgeben.

Deshalb sind alle Dinge, die Ihnen helfen,
sich wohl zu fühlen, besonders wichtig. Also, fangen
Sie an – *haben Sie den Mut, sich einfach
vorzustellen, dass Sie bei bester Gesundheit* sind.
Es wird Ihnen dabei helfen, nicht in
Verzweiflung und Schwermut zu verfallen, sondern
den Weg, der vor Ihnen liegt, leichter zu ertragen –
auch wenn Sie das anfangs nur fünf Prozent
der Zeit schaffen. Mit einer gewissen Routine und
Disziplin machen Sie daraus einen MAGNETEN, der
gesundheitsfördernde Gedanken, Ideen und Dinge,
die Mut machen, anzieht.

STOP!

Die Hoffnung ist der Krankheit größter Feind.

– HINDUISTISCHES SPRICHWORT –

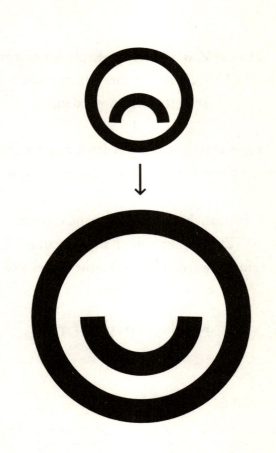

Mit der Zeit könnte der Krebs zu einem
KATALYSATOR für Ihre ganz persönliche
Transformation werden.

Aber wahrscheinlich werden Sie erst einmal
eine Menge Dinge erleben, die Sie verstören.

Natürlich macht jeder seine eigenen
Erfahrungen, doch irgendwann
einmal werden Sie vermutlich so etwas
wie eine

Krebs-Initiation

durchleben …

CANCER *(lateinisch für crab = Krebs, Krabbe)* bezeichnet die vierte der zwölf zodiakalen Konstellationen der Sonne auf ihrer sichtbaren jährlichen Himmelsbahn, und bezeichnet einen Menschen, dessen Geburtssonne in diesem Sternzeichen steht. Die alten Griechen entdeckten, dass die Sonne diese Krebs-Konstellation bei 23° 27′ nördlich betritt und bezeichneten deshalb die parallele, nördliche Breite als den Wendekreis des Krebses.

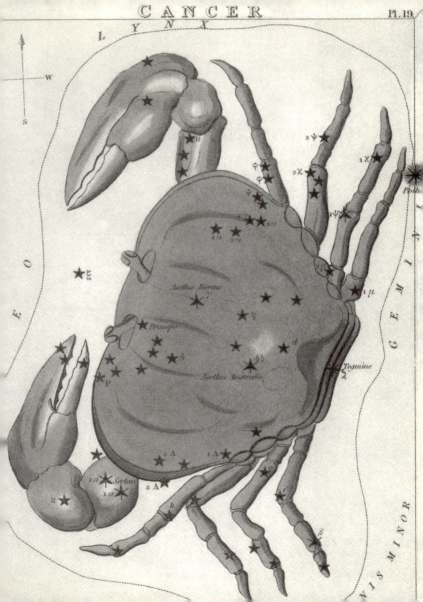

Vom Zeitpunkt Ihrer Diagnose an

wird der Krebs Ihre Wahrnehmungen
und Reaktionen
verändern – manchmal kaum wahrnehmbar,
dann wieder dramatisch.

Es wird einschneidende Veränderungen
in Ihrem Leben geben.

Vermutlich werden Sie sich

überwältigt,

schockiert, konfus, am Boden zerstört,
verraten und wütend fühlen.

Es wird Sie mit einer solchen Wucht treffen,
dass Sie das Gefühl bekommen,

Ihr tägliches Leben

nicht mehr unter Kontrolle zu haben.

Sehr bald werden Sie das Gefühl haben,
dass Ihr Leben nicht mehr Ihres ist.
Es werden eine Menge Dinge um Sie herum
geschehen – und zwar sehr schnell.

Wahrscheinlich sehr viel schneller, als Sie sich
diesen Dingen *wirklich* anpassen können.

Edvard Munch (1863–1944): *Der Schrei,* um 1895
Holzschnitt, 35,5 × 24,5 cm
© Munch Museum, Oslo/The Munch-Ellingsen Group
VG Bild-Kunst, Bonn 2001

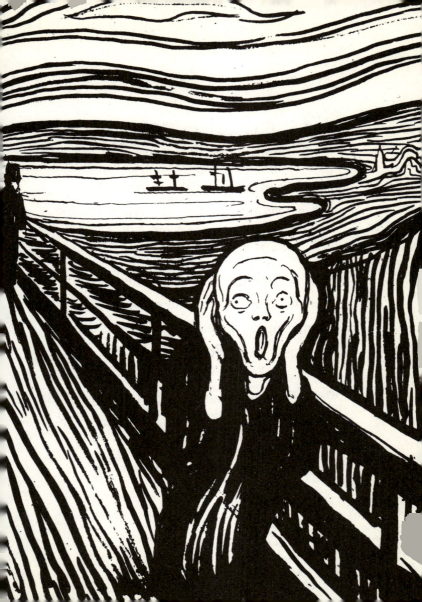

Die **Aufmerksamkeit,** die
Ihnen Freunde, Familie und Ihre Ansprech-
partner im Gesundheitswesen schenken,
wird Ihnen vermutlich viel Halt geben und Sie
vom ERSTEN Druck und der Panik ablenken.

Trotzdem werden Sie das Gefühl haben,
dass die körperlichen und emotionalen
Anforderungen, die an Sie gestellt werden,
mehr sind, als Sie ertragen können.

Wenn Ihre Diagnose besonders ernst ist,
*werden Sie Phasen von unermesslicher
Traurigkeit, Enttäuschung
und Hoffnungslosigkeit durchleben.*

Gram: tiefer, intensiver Kummer oder Trauer

Trauer
wird Sie überkommen.

»Die Trauer kann man nicht so einfach

abfertigen. Die Trauer wird Sie so lange

beherrschen, bis Sie und Ihre

Trauer mit einander fertig geworden sind.«

MIRIAM MACPHAIL – Krebs-Überlebende und Designerin

*(Doch selbst dann wird Sie vermutlich
manchmal zurückkommen.)*

STOP!

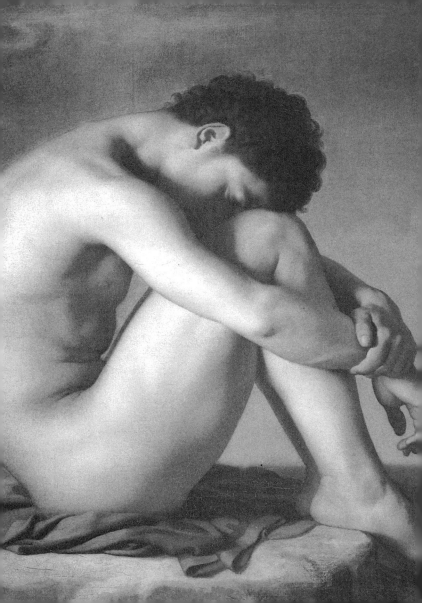

Trauer an sich ist bereits eine Medizin.

– WILLIAM COWPER –

Hippolypte Flandrin (1809–1864): *Jeune Homme Nu/Junger Mann, nackt* (Ausschnitt), 1855
Öl auf Leinwand, 98 × 124 cm
Louvre Museum, Paris
Foto: Erich Lessing/Art Resource, New York

Anfangs werden Sie
vermutlich ganz dringend

menschlichen
Kontakt

benötigen, das Zusammensein,
Umarmungen und Liebe.

Berührungen, Fürsorge und
andere freundschaftliche Liebesbeweise,
die Sie erhalten,
sind unermesslich kostbare Geschenke.

Doch irgendwann werden Sie

Zeit für sich allein

brauchen, um Ihren Gefühlen nachgehen
und Ihre Gedanken sortieren zu können.

Dabei sollten Sie auf die Stimme
Ihres HERZENS und die Ihres VERSTANDES
gut hören.

Diese Eingebungen sind kraftvolle Wegweiser,
und *wenn Sie bereit sind, auf sie zu hören*,
werden Sie Ihnen helfen.

Manche Freunde werden sich nur deshalb von Ihnen zurückziehen, weil sie einfach NICHT WISSEN, wie sie sich verhalten sollen.

Natürlich wird es durch die UNRUHE um Sie herum oft schwierig werden, einen ruhigen Ort zu finden, an dem Sie Ihren Gedanken nachhängen können.

Außerdem werden Sie vermutlich durch eine Reihe von Diagnosetests, Arztterminen und anderer Unterbrechungen in Ihrer Zurückgezogenheit gestört werden.

Ihre Diagnose wird allen, die Sie kennen, einen SCHOCK versetzen. Menschen, die sich um Sie sorgen, werden anrufen oder Sie besuchen. Oder auch nicht, je nachdem, wie es ihnen gelingt, auf Ihre Situation zu reagieren.

»Alle, die helfen wollen, fühlen sich oft noch hilfloser.

WEIL ES NICHT SIE SELBST BETRIFFT.

Man durchlebt die Gefühle eines anderen Menschen.

Fast wünscht man sich die körperlichen Schmerzen des anderen

zu spüren, weil man es ja lediglich emotional verspüren kann –

und das ist ja **nicht sichtbar.**«

MAGGIE EDWARDS-PINEL

– Fürsorgliche Pflegerin ihres Ehemanns John, Professor
und Überlebender eines Gehirntumors

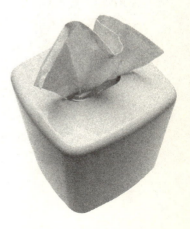

[NEHMEN SIE
RUHIG EINS]

Ihre Familie und ihre Freunde brauchen Zeit,
um sich darauf einzustellen. Denn auch sie
erleben einen Schock. Auch sie fühlen sich hilflos.
Während Sie versuchen, einen Sinn hinter
all dem zu finden, tun sie das auch.

Mal abgesehen von der Sorge um Sie und
wahrscheinlich der Tatsache, dass sie nur wenig
Ahnung haben, wie sie Ihnen helfen können,
werden sie durch IHRE Krebsdiagnose daran
erinnert, dass AUCH SIE STERBLICH SIND.

Viele Menschen fühlen sich bei dem GEDANKEN
an ihren eigenen Tod unwohl –
ganz zu schweigen davon,
wenn sie darüber REDEN sollen.

Im Zimmer steht ein Elefant.

Wir alle wissen, dass er da ist.

Wir denken an den Elefanten,

während wir uns unterhalten.

Er ist ständig in unseren Gedanken.

Denn eines müssen Sie wissen, es ist ein sehr großer Elefant.

Er hat uns alle verletzt.

Aber wir reden nicht

über den Elefanten in diesem Zimmer.

– STAMMT WAHRSCHEINLICH VON TERRY KETTERING –

The Elephant in the Room

Es wird Ihnen ziemlich schwer fallen,
einen Sinn in all dem zu sehen, was mit
Ihnen geschieht. Eine Zeit lang
werden Sie vermutlich nichts anderes tun können,
als den Strom an Energie, Liebe und
guten Gesten all jener zu akzeptieren, die sie
unterstützen wollen und sich um Sie sorgen.

Natürlich werden Ihnen diese Menschen
viel Kraft geben. Allerdings könnten sie
bisweilen ihr FUNDAMENTALES BEDÜRFNIS
nach Stille, Ruhe und Schlaf übergehen.
Wenn das passiert, dann
sagen Sie freundlich, aber bestimmt:

»Ich brauche jetzt wirklich meine Ruhe.«

Es mag merkwürdig klingen, aber es könnte für Sie eine GROSSE ERLEICHTERUNG sein, wenn Ihre Krebsdiagnose feststeht.

Wenn Sie sich bereits eine Weile nicht wohl gefühlt und sich Sorgen gemacht haben, können Sie nun Schritte in die Wege leiten, die Ihnen helfen werden, dass es Ihnen wieder besser geht.

Trotzdem hat diese medizinische Gewissheit auch ihren PREIS – die Einschränkung Ihrer Privatsphäre. Aufgrund Ihrer Diagnose stehen Sie im Mittelpunkt der Aktivitäten und ziehen die volle Aufmerksamkeit auf sich.
Das heißt, dass Sie mit großem Mitgefühl rechnen können, es oftmals aber auch vermissen werden.

STOP!

Die große Freundlichkeit
und die professionelle Hilfe tragen enorm
zu Ihrem Wohlbefinden bei.
Diese überaus persönliche Aufmerksamkeit
ist natürlich von UNSCHÄTZBAREM WERT
für Ihre Gesundheit. *Aber ehrlich gesagt,*
wird man sich nicht ewig auf Sie
und Ihre Bedürfnisse konzentrieren.

Die UNMITTELBARE Betroffenheit
wird vorbeigehen.

Eines Tages,

sicher viel zu früh, werden sich
wieder Ihre Alltagssorgen
und -verhaltensweisen eingestellt haben –
wahrscheinlich bevor Sie überhaupt
in der Lage sind, die Gefühle,
die Ihre Diagnose ausgelöst hat,
voll zu akzeptieren.

Falls Ihre Behandlung oder ein
Krankenhausaufenthalt ganz überraschend
notwendig war, könnten eine
Menge praktischer Dinge auf Sie einstürmen,
die IM AUGENBLICK die Priorität
über Ihre persönlichen Gesundheitsprobleme
gewinnen –

zum Beispiel wichtige Entscheidungen
in der Familie, den Geschäften,
der Arbeit, Schule, Krankenkasse, den Finanzen,
der Kinderbetreuung sowie ein Vielzahl
an weiteren Pflichten, die üblicherweise Ihr
Leben bestimmen.

Diagnose: Erkennung der Krankheit eines Patienten.
Prognose: Voraussage über die Heilmethode einer Krankheit.

Weil derart viel um Sie herum passiert,
könnte es Tage dauern, bis Sie mit allen
Anforderungen fertig werden
und überhaupt dazu kommen, über Ihre Diagnose
und die Prognose nachzudenken und über die
Behandlungs-

möglichkeiten.

Außerdem werden Sie feststellen, dass Sie in dem
Moment, wo sich die praktischen Dinge allmählich von
allein erledigen, und sich die Erwartungen der anderen
an Sie reduzieren, in eine INNERE Krise geraten.

Das kann doch nur

Das darf einfach

Warum ich?

Ich möchte, dass alles

ein Irrtum sein!

nicht wahr sein ...

wieder so ist wie früher.

Bitte, Gott, nein ...

Wenn Sie dann endlich so weit sind,
es zu akzeptieren, dann wird Sie
die volle Wahrheit über Ihre Krebsdiagnose
wie ein Donnerschlag treffen.

WIRKLICH WIE EIN HAMMER.

Sie ganz allein müssen mit der

Wahrheit

über das, was Ihnen zugestoßen ist, fertig
werden, und auch mit den möglichen Folgen.

Die große Sonnenfinsternis
Die hier abgebildete totale Sonnenfinsternis war am 11. Juli 1991 in der Nähe von
Guadalajara, Mexiko, zu beobachten.
© Corbis

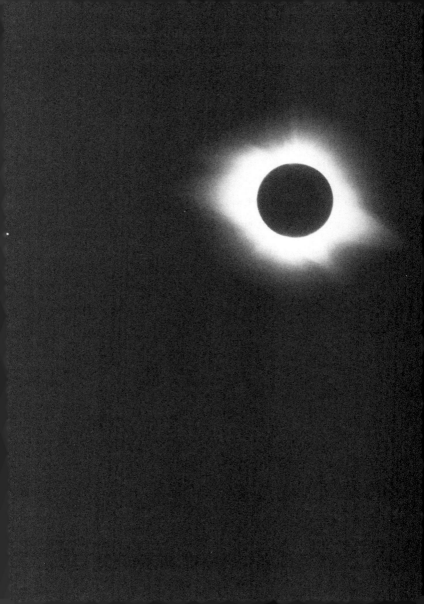

Wenn Sie nachts wach liegen,

wird Sie sicher die Angst überkommen.

Manche Menschen glauben, Sie würden am besten
mit der Situation klarkommen, wenn Sie
möglichst wenig über ihre Krankheit wissen.

Deshalb setzen Sie sich nur mit einer neuen
Herausforderung, die schon vor Ihnen steht,
auseinander und schauen niemals weiter
in die Zukunft, weil sie das überfordern würde.

Vielleicht ist das auch Ihre Standardmethode,
ein Problem zu bewältigen, allerdings
funktioniert sie nur bei Herausforderungen,
die SOFORTIGE Entscheidungen verlangen.

**Meinen Sie, IHRE beste Abwehrstrategie sei,
den Krebs einfach zu ignorieren?**

Mit einer chronischen Erkrankung
umzugehen bedeutet automatisch, mit
STÄNDIGEN
Herausforderungen zu leben.

Das kann furchtbaren Stress bedeuten –

und noch stressiger werden,

wenn Sie nicht darauf vorbereitet sind.

Nicht vorbereitet zu sein, ist eine Sache,
viel schlimmer allerdings ist
die Tatsache, dass Unwissenheit und
Vermeidungsstrategien Ihnen auf lange Sicht
GANZ SICHER schaden werden.

Sie haben einige wichtige Entscheidungen vor sich.

Je mehr Sie über die Krankheit Krebs
in Erfahrung bringen, umso besser sind Sie
in der Lage, die gebotenen
Möglichkeiten zu beurteilen und

KLUGE ENTSCHEIDUNGEN

für Ihre Zukunft zu fällen.

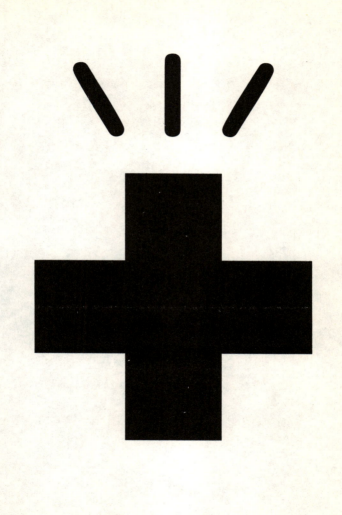

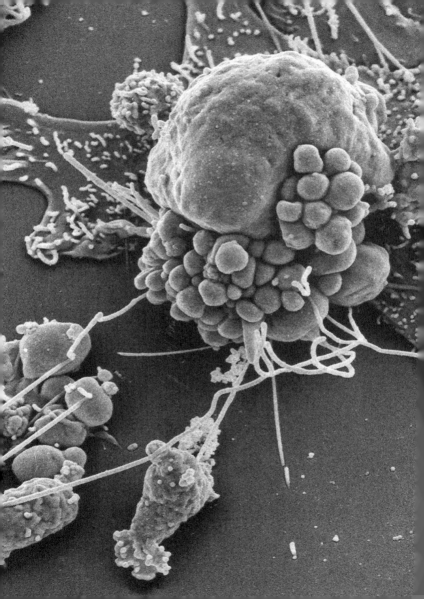

Die großen Krebszellen auf dieser Abbildung WIRKEN beängstigend, aber eigentlich sind Krebszellen nur schwach entwickelt und anfällig. Die »Killerzellen«, die sie umgeben, sind mächtige Gegner.

»Sie haben Krebs«

gehört wohl zu den ärztlichen Diagnosen, die jeder am meisten fürchtet.

Sie ist gleichbedeutend mit dem Verlust des Augenlichts, Nervenverfall und motorischen Störungen, Gehirnschäden, polybakterieller Weichteilentzündung und AIDS.

Unser Körper besitzt ein Immunsystem, das degenerierte Zellen angreift und so unsere Gesundheit verteidigt. Große Krebszellen wie die hier abgebildeten überleben selten eine Begegnung mit den kleinen, aber aggressiven »Killerzellen« eines gesunden Immunsystems.
© Boehringer Ingelheim International GmbH
Foto: Lennart Nilson/Albert Bonniers Förlag AG

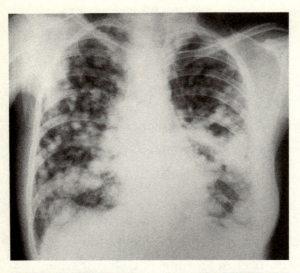

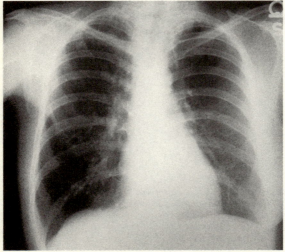

Dank unserer Technologie ist es möglich, auch verborgene Körperstellen sichtbar zu machen. Das kann einem Angst einflößen, weil wir die Tumore und bösartigen Zellen sehen können, die unkontrolliert im Körper wuchern.

Krebs ist ein Überbegriff für eine Vielzahl von chronischen Erkrankungen, für die abnormale Zellen charakteristisch sind, die unkontrolliert wuchern und das normale Gewebe zerstören.

Manche Krebsarten kommen häufig vor, andere selten, manche sind eher harmlos, andere wiederum ... lebensbedrohlich.

Viele Krebsformen verlaufen tödlich, aber nicht alle.

Röntgenaufnahmen eines Brustkorbes, die die Auswirkung einer Hormonbehandlung bei Brustkrebs mit Metastasen darstellen. Auf dem oberen Röntgenbild sieht man zahlreiche Metastasen eines wachsenden Tumors in beiden Lungenflügeln. Der Patientin wurden dann die Eierstöcke entfernt. Dadurch wurde die natürliche Versorgung mit Östrogenen wieder in Gang gesetzt. Zwei Monate später haben sich die Metastasen komplett zurückgebildet.
© 1999 Lehrbeispiel mit freundlicher Genehmigung von Dr. Joseph Connors, BC Cancer Agency, Vancouver Center

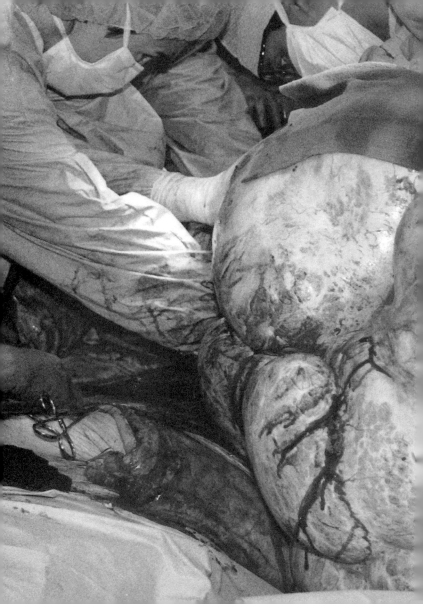

Auch wenn es nach Sensationslust riecht,
veranschaulicht diese Abbildung
aus dem *Guinness Buch der Weltrekorde 1996,*
welche unglaubliche **Widerstandskraft**
der menschliche Körper haben kann.

Bei diesem ungewöhnlichen Fall handelt
es sich um den größten, intakten Tumor,
der jemals entfernt wurde, einem Eierstocktumor,
der 275,12 Pfund wog und einen Durchmesser
von knapp einem Meter hatte.

Die Operation wurde 1991 von Dr. Kate O'Hanlan
am *Stanford University Medical Center, USA,*
durchgeführt. Die 34-jährige Frau ist inzwischen
VÖLLIG GEHEILT.

Fotoabdruck mit freundlicher Genehmigung von Kate O'Hanlan, MD
Ein Rekord aus dem *Guinness-Buch der Weltrekorde,* Ausgabe 1997
© 1996 Guinness Publishing Ltd.
Das Guinness-Buch der Weltrekorde ist ein Warenzeichen der Guinness Publishing Ltd.

Krebs macht uns deshalb Angst,
weil wir alle wissen,
dass es immer noch

keine sichere
Behandlungsmethode gibt.

Was einen kaum überrascht, wenn man bedenkt,
dass es fünf große Überkategorien und
über 150 verschiedene Krebsunterarten gibt.

NUR WENN Sie sich klar machen,
dass jeder Patient *(selbst jene,
die am »selben Krebstyp« erkrankt sind)*
nur einige aus der umfangreichen Skala von
Symptomen entwickelt,
oder dass er möglicherweise ein völlig
neues Symptom zeigt, und dass der Zeitraum,
in dem die Krankheit fortschreitet,
um Jahre variieren kann, KÖNNEN SIE
VIELLEICHT ERMESSEN, welch enorm
breites Feld die Krankheit Krebs einnimmt.

Krank, sagen Sie?

Heißt das...

akut,
chronisch,
kritisch,
unheilbar,
tödlich,
bedrohlich,
leicht,
aussichtslos,
ernstlich,
schwer,
oder ...
unheilbar?!

Sobald Sie mehr über diese komplexe
Krankheit namens Krebs erfahren, werden Sie
erkennen, dass es unrealistisch ist, von Ihrem Arzt
SCHWARZ/WEISS-Antworten zu erwarten.
Es gibt einfach zu viele Unwägbarkeiten.

Allerdings gibt es als ermunterndes Gegengift
für vage, unklare oder unbekannte Antworten
eine medizinische Tatsache:

Überlebende hat es in allen

großen Krebskategorien gegeben.

DIESE TATSACHE SOLLTEN SIE
KEINESFALLS VERGESSEN, denn in den
kommenden Tagen werden Sie vermutlich
weniger aufmunternde Worte zu hören bekommen.

Es ist Krebs!

Es tut mir wirklich Leid!

Ich werde mein Bestmögliches tun,

O, mein Gott!

Du tust mir ja so Leid.

Das ist schrecklich.

Wie entsetzlich für dich.

Was wirst du tun?

Viel Glück.

Bis bald.

um Ihnen bei Ihrer Genesung zu HELFEN.

Wir

Patienten mit einer FRISCHEN DIAGNOSE
werden schnell erkennen, dass die
Krebskrankheit ein klar umrissenes Vokabular
besitzt und eine eigene Kultur darstellt.

Auch wenn ihr persönliches Wissen
über die Krankheit nur begrenzt ist,
bringen die meisten von uns
den Begriff Krebs automatisch mit einem
anderen Wort von

IMMENSER BEDEUTUNG

in Verbindung –

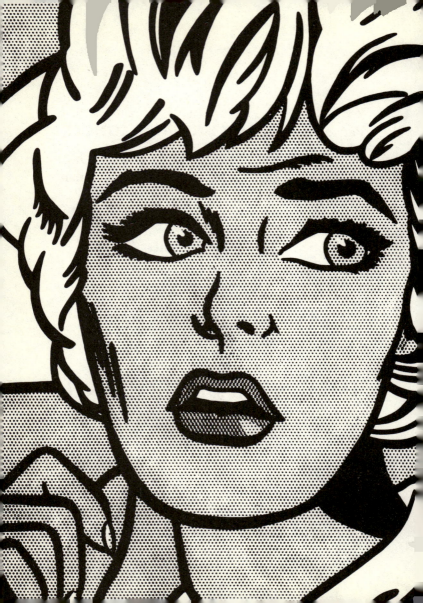

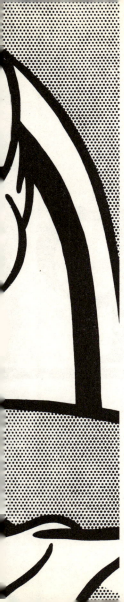

Roy Lichtenstein (1945–1997): *Nurse,* 1964
Öl und Magna auf Leinwand, 121,96 × 121,96 cm
© VG Bild-Kunst, Bonn 2001

STOP! 87

Op

88 AB JETZT IST ALLES ANDERS

fer.

»Er ist ein Krebsopfer.«

STOP! 89

»Opfer« könnte eine Fehlentscheidung sein, wenn es um Ihr Selbstbild geht, solange Sie nicht wissen, wie Sie mit dem, was mit Ihnen geschieht, STATTDESSEN umgehen sollen. Vielleicht wird dadurch Schwäche Ihr einziges Verteidigungsmittel.

Als Opfer

befinden Sie sich NICHT gerade

in einer starken Position.

Auf diese Weise abgestempelt zu sein, macht einem krebskranken Menschen NICHT gerade Mut, um sein Leben zu kämpfen!

Die »Überlebensrate« von Krebskranken ist
ein medizinischer Begriff, der eine völlige
Heilung in einem bestimmten Zeitraum
definiert. Diese variiert je nach Krebsart im
Allgemeinen zwischen fünf bis sieben Jahren.

Um diesen grauenhaften Stempel loszuwerden,
haben viele hart gearbeitet.

Im Allgemeinen bezeichnet man alle,
die eine Krebserkrankung überstanden
haben, als

Krebsüberlebende.

Vermutlich wird Ihnen

Überlebende

besser gefallen.

Aber – EINS ... nach ... dem ... anderen.

Denn bis jetzt haben Sie
DIESE Bezeichnung weder gewählt,

geschweige denn verdient.

Sehen Sie sich selbst

als Opfer ODER

als Überlebender?

Müssen Sie diese Frage überhaupt beantworten?

Vielleicht sollten Sie zumindest
darüber nachdenken.

Irgendwann werden Sie Ihre persönliche
Strategie entwickeln, die Lage zu meistern,
aber IM MOMENT ist es dafür
vielleicht noch

zu früh.

Gönnen Sie sich eine gewisse Zeit, um den
Dingen Ihren Lauf zu lassen,
und erwarten Sie nicht auf alles sofortige
Antworten. Ihre Gefühle und Vorstellungen
bezüglich Krebs werden sich
IM LAUFE DER ZEIT
weiterentwickeln und verändern.

CHRONISCHE ANGST ist gesundheitsschädlich. Versuchen Sie Ihre Ängste kennen zu lernen und zu überwinden. Dabei könnten Ihnen Freunde, Patienten, Berater, Sozialarbeiter, Therapeuten, Geistliche oder Ihr Arzt helfen.

Es könnte hilfreich sein, einige Dinge in Erfahrung zu bringen, die Sie ansonsten in einen permanenten Schockzustand, in Ungläubigkeit, Ablehnung und Unwissenheit versetzen. Sie ALLESAMT könnten Sie wortwörtlich vor Angst paralysieren.

Wieso soll ich meine Zähne überkronen lassen… warum Unterrichtsstunden besuchen… wieso überhaupt noch irgendetwas tun?

Manche dieser Angstgefühle – die sich als UNGLÄUBIGKEIT oder ABLEHNUNG zeigen – können durchaus eine wertvolle Rolle spielen, wenn es darum geht, dass Sie *erst einmal* in die Lage kommen zu funktionieren. Allerdings sollten Sie nicht darauf setzen, dass eine davon auf lange Sicht funktioniert.

Auch wenn Ablehnung einigen dabei helfen mag, das »Unmögliche« möglich zu machen, verlieren Sie durch eine *dauerhafte Ablehnung* jene kostbare Zeit, die Sie eigentlich brauchen, um Ihre Möglichkeiten auszuloten und mit einer Behandlungsmethode zu beginnen.

Bei den meisten Krebsarten steigen die Erfolgschancen, je früher man mit einer Behandlung beginnt.

Sehen wir uns die Angst einmal
genauer an.

Eine Last sein + finanzieller Ruin + Scham + körperliche Behinderungen + Isolation + Niederlage + Schmerz + der Verlust von Kontrolle und Würde + Abhängigkeit =

Angst[2]

Angst zeigt sich auf vielfältige Weise,
doch für die meisten Krebskranken ...

steht vor allem eine Angst im

lauter Lärm
Dunkelheit
Spinnen

Vordergrund—

Fallen
Nadeln
Hunde
in der Öffentlichkeit sprechen
offene oder geschlossene Räume
Bankrott
blind sein
große Höhe
Impotenz
verlassen werden
Ablehnung
Versagen

Ich biete Ihnen ein definitives Vielleicht an.

– SAMUEL GOLDWYN –

Es könnte vielleicht sein,

dass Sie schon bald **sterben** werden …

Es könnte vielleicht sein,
dass Sie noch lange **nicht sterben.**

Ärzte und Therapeuten werden Ihnen erklären,
dass es sehr schwierig ist,
jemandem den genauen Zeitpunkt seines Todes
vorauszusagen, und dass die meisten Menschen
es ohnehin vorziehen, ihn nicht zu wissen.

Offenbar hängt die *genaue Todeszeit*
eines Menschen sowohl von seiner
ganz persönlichen inneren Uhr,
als auch der jeweiligen
körperlichen Verfassung ab.

EGAL, wie lange Ihr Leben dauern wird,

jetzt sind Sie hier

und haben noch Lebenszeit
zu bewältigen.

Und vielleicht erfordert dieses »Leben«
diverse BEWUSSTE Mühen Ihrerseits
und eine wirklich

ganz große
Anstrengung.

Und noch etwas ...

Die nächste Phase Ihres Lebens
wird Ihnen zudem sehr viel
Mut abverlangen.

... Mut ist Angst, die ihre Gebete gesprochen hat ...

– ANNE LAMOTT –

Travelling Mercies: Some Thoughts On Fear

Nehmen Sie also Ihren Mut zusammen!

Denn jetzt werden wir **ausführlich** über
ein paar Dinge reden,
die Ihnen vielleicht Angst machen.

Wenn wir etwas Licht in die dunklen Wahrheiten und
Halbwahrheiten bringen, die Sie über Krebs
gehört haben, könnten Sie sich mit einigen Tatsachen
auseinander setzen, die vielleicht weniger
furchteinflößend sind als die
DÄMONEN, DIE SIE SICH EINBILDEN.

Anders gesagt, was Sie gewinnen können, ist eine gewisse

Kontrolle.

Jetzt heißt unser Ziel Ängste abzubauen.

Falls Sie nicht anders als die meisten Menschen sind, müssen Sie verschiedene Techniken lernen, die Ihnen dabei helfen können, dies zustande zu bringen.

Meeresmonster, 1562 zwischen Antibes und Nizza gesichtet
Holzschnitt 16. Jahrhundert aus Gesners und Topsels Naturgeschichte.
Aus *Seltsame Holzschnitte von echten und phantastischen Tieren* von Konrad Gesner
Mit freundlicher Genehmigung von Dover Publications, Inc., New York

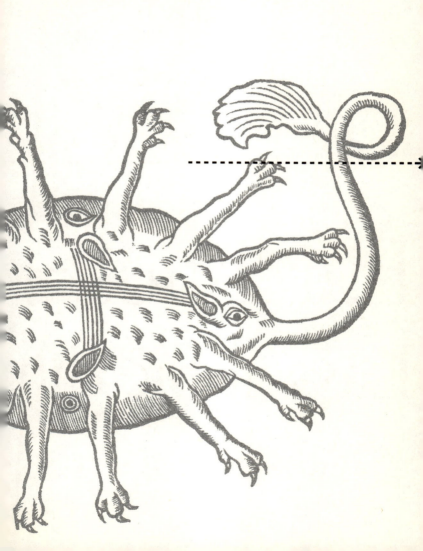

Furchtlos = Lassen Sie die

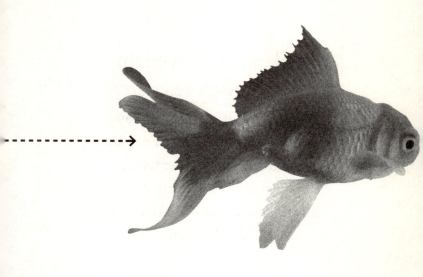

Furcht los.

Solange Sie zweifeln
oder zynisch reagieren,
macht der Versuch WENIG Sinn,
Ihnen den Wert von Dingen wie Beten,
Entspannung, Therapie,
kontrolliertem Visualisieren,
Selbsthilfegruppen oder Meditation
beizubringen.

Irgendwann werden Sie (*hoffentlich*)
so weit sein, das eine oder andere
auszuprobieren. Und von diesem Moment an
wird sich Ihr Horizont
erweitern.

Reden Sie mit Krebskranken und Krebsüber-
lebenden, um herauszufinden, welche Gemein-
samkeiten es bei jenen gibt, die einen bestimmten Lebensstil gewählt und das Gefühl haben,
dass sie sich dadurch sehr viel besser fühlen.

Versuchen Sie doch einmal Folgendes:

Sollten Sie vor einer bestimmten Untersuchung
Angst haben – zum Beispiel einer
Knochenmarks-Biopsie –, dann bitten Sie um
eine erfahrene Kraft, die diese Behandlung
möglichst sanft durchführen kann. Es wird Sie
etwas beruhigen, wenn Sie wissen,
dass diese Untersuchung so schmerzlos
wie möglich durchgeführt wird.

Wenn Sie sich umhören,
werden Sie bald feststellen, dass es eine Menge
kreativer Ansätze gibt, durch die
Patienten ihre Ängste überwinden und ihre
Lebensqualität verbessern können. *Andere werden
Ihnen gerne erzählen, was ihnen geholfen hat.*

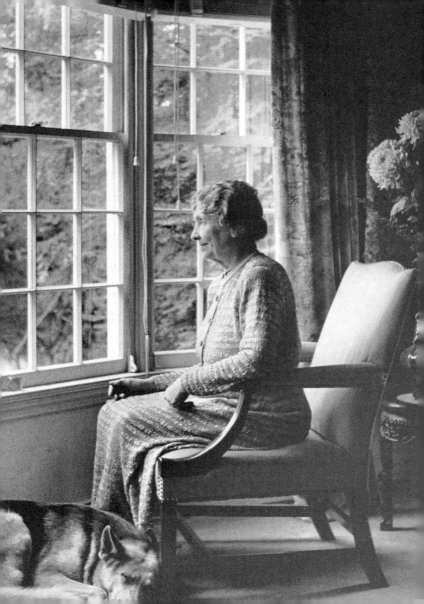

Jeder erlebt Krebs auf SEINE Weise.
Wir alle müssen unseren ganz eigenen
Weg finden, es durchzustehen.

Nach der Angst heißt die nächste Herausforderung

Akzeptieren.

Ja, es hat WIRKLICH Sie getroffen.
Doch Sie werden diese Tatsache
erst nach und nach *voll* akzeptieren können.

Natürlich hängt es von Ihren eigenen Stärken
und Werten ab, wie sehr Sie Krebs
als eine körperliche, psychische oder
emotionale Zerstörung empfinden.

Zu Ihrem eigenen Besten
sollten Sie versuchen, auf Ihrem GESAMTEN Weg
für alles offen zu sein.

Helen mit Blindenhund am Fenster.
Helen Adams Keller machte Generationen von Jungen und Mädchen, Frauen und Männern in der ganzen Welt Mut. Seit früher Kindheit blind und taub, wurde sie als amerikanische Schriftstellerin und Lehrbeauftragte zu einer unermüdlichen Pionierin für die Rechte der Tauben und Blinden.
Foto: Corbis/Bradley Smith

STOP! 119

Sie werden irgendwann erkennen,
dass es keine absoluten Sicherheiten gibt...

TATSACHE IST:
Zwei Patienten bekommen DIESELBE
Behandlungsmethode – einer leidet unter
Nebenwirkungen... der andere nicht...

TATSACHE IST:
Zwei Patienten haben DIESELBE Prognose –
einer überlebt... der andere stirbt...

Viele Krebsarten sind heilbar, andere werden als
unheilbar angesehen. Wirft man alle Krebsarten in einen Topf,
ergibt sich die folgende, fragwürdige Statistik:
Etwa 50 Prozent all jener, bei denen Krebs diagnostiziert wurde,
werden zu den »Überlebenden« gehören, und 50 Prozent
werden sterben.

Zu welcher Gruppe WOLLEN Sie gehören?

Tatsache ist, dass Sie eine(r) von vielen Krebskranken sind, allerdings sollten Sie dabei niemals vergessen, dass Sie ein **einzigartiger** Mensch sind, der nur ein Leben hat, und keine Nummer in der Statistik.

Sollten Sie merken, dass Ihnen die Zahlen nicht aus dem Kopf gehen, dann versuchen Sie doch, sich zur »positiven« Seite zu rechnen.

Irgendjemand muss zur positiven Statistik gehören ... vielleicht sind es ja Sie.

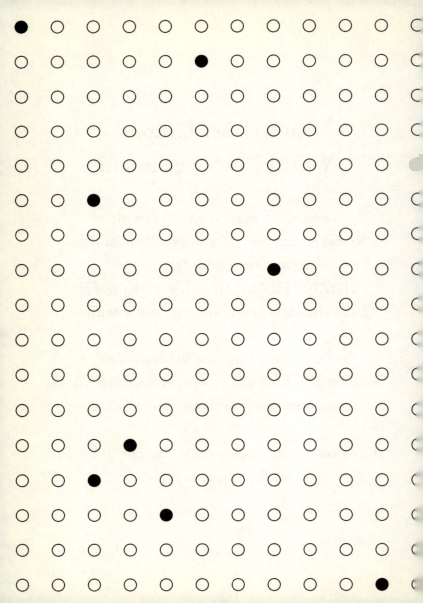

Denken Sie darüber nach.

Wenn Sie sich BEWUSST klar machen,
zu welcher Art von Patienten Sie gerne
gehören möchten,
und welchen Ausgang Sie sich wünschen,
können Sie einige Ziele ins Auge fassen.

JETZT wird es Ihnen noch leichter fallen,
gewisse **Ziele festzusetzen,**
bevor Ihr Geist und Ihrer Körper durch
zusätzliche Symptome und Behandlungen
noch mehr geschwächt ist.

Wissen ist Macht,

und Sie bestimmen hier die Machtverhältnisse.

Tatsache ist, dass Sie mehr als irgendjemand
anderer über sich selbst wissen –
so wichtige Dinge, wie sich Ihr Körper anfühlt…
welcher Art Ihre Überzeugungen sind…
ihre Willenskraft… und was Ihrem
Wunsch nach geschehen soll…

Zumindest sollten Sie das wissen.

Sie könnten einen Freund bitten, die Antworten auf folgende Fragen AUF BAND aufzunehmen, damit Sie sie später nochmals anhören können.

Sollte die eine oder andere Frage Sie
verwirren oder verunsichern, dann bitten Sie
eine Vertrauensperson,

IHNEN DIESE FRAGEN ZU STELLEN,

und hören Sie sich Ihre Antworten genau an.

bezogen auf Körper nicht auf die Seele

Was sagt Ihnen Ihr Körper?

noch geht es mir gut, am liebsten alles so lassen wie es ist, Angst vor Veränderung

Was glauben Sie, was mit Ihnen passiert ist?

Am Punkt angekommen, der mir sagt, daß ich etwas in meinem Leben verändern muß!!

Wie stark ist Ihre Willenskraft?

sehr stark

Was soll Ihrem WUNSCH nach als Nächstes passieren?

Heilung

(Mit der Zeit WERDEN sich Ihre Antworten verändern.)

STOP! 125

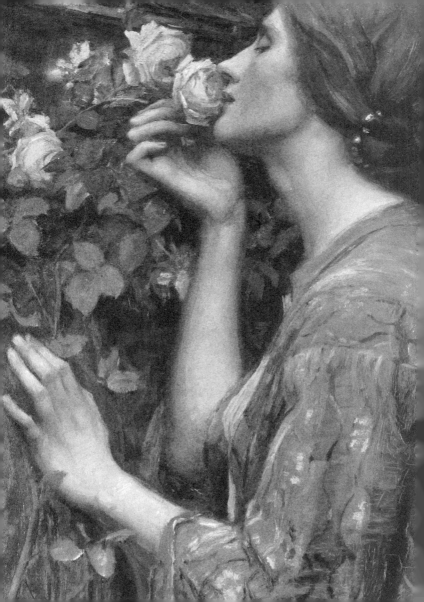

Denken Sie einmal
über diese scharfsinnigen Worte nach:

Es ist viel wichtiger zu wissen,

welche Art von Patient die Krankheit hat,

als welche Art von Erkrankung

der Patient hat.

– SIR WILLIAM OSLER, ARZT –

John William Waterhouse (1849–1917): *My Sweet Rose* (Ausschnitt), 1908

Sie sollten sich KEINESFALLS irgendeiner
Behandlungsmethode unterziehen,
wenn Sie nicht davon überzeugt sind, dass sie
Ihnen helfen kann.

Als Erwachsener
haben Sie die Verantwortung für Ihr Leben.

Letzten Endes werden SIE entscheiden,
auf welche spezielle Behandlungsart
Sie sich festlegen.

Vielleicht kommen Sie *sogar* zu dem Entschluss, jegliche Behandlung abzulehnen.

Sobald Sie alle MÖGLICHKEITEN überprüft haben,
können Sie sich *immer noch* gegen die
empfohlene Behandlung entscheiden, die
auch nur eine Möglichkeit darstellt.

Tatsache ist:

Keiner kann das Essen für Sie übernehmen…
Keiner kann für Sie Sport treiben…
Keiner kann Ihr Leben leben…

Ziemlich wahrscheinlich ist es hingegen,
dass Sie Menschen *brauchen*, die das Ganze
mit Ihnen durchstehen, denn Ihre
Fähigkeit, vernünftige Entscheidungen zu fällen
und sich um sich selbst zu kümmern,
könnte durch die KÜNFTIGEN Ereignisse
beeinträchtigt werden.

Leider behandeln nicht alle, die im Gesundheitswesen arbeiten, ihre Patienten freundlich, würdevoll und mit Respekt. Vereinzelt hört man Geschichten, dass sie ihren Patienten nachlässig und mit Desinteresse begegnen. Kehren Sie solchen Leuten UNBEDINGT den Rücken und sehen Sie sich stattdessen nach jenen um, die sich menschlich und mitfühlend verhalten.

Was Sie brauchen, ist ein Team, das Sie unterstützt.

Alles ist wesentlich einfacher für Sie,
wenn Sie Ihre Teampartner WIRKLICH MÖGEN
und sich daraus starke Partnerschaften bilden.

VERTRAUEN SIE IHREM INSTINKT.
Sie können sich das Leben viel leichter machen,
wenn Sie Menschen aus dem Weg gehen,
die Energie von Ihnen abziehen. Stattdessen
sollten Sie sich mit Menschen umgeben,
die zu Ihrer Vorstellung von Wohlgefühl
beitragen. Sie brauchen deren positive Energien,
Anregungen, Gebete, Ermutigungen und Unterstützung.

Diese wiederum sind auf Ihr Vertrauen angewiesen.

Mag dich Sabidius, nicht!

Weshalb, ich kann es nicht sagen,

das nur kann ich allein sagen:

»Ich mag dich halt nicht!«

– MARCUS VALERIUS MARTIALIS –

Epigramme in der Übersetzung von Rudolf Helm (Artemis-Verlag, 1957)

Mit der Zeit wird sich Ihr persönliches

Gesundheits-Netz

*(Menschen, die Ihnen professionelle Hilfe
und persönliche Unterstützung anbieten)*
von ganz alleine bilden.

Dabei können Sie EIGENINTIATIVE entwickeln,
indem Sie bestimmte Menschen aufsuchen
und auswählen, die Ihrem Gefühl nach
am besten geeignet sind, Ihnen zu helfen.

Sie werden diesen Weg
nicht *allein* beschreiten müssen.

Aber es liegt an Ihnen, den ersten Schritt zu tun.

Maurice Jassak: *The Beckoning Forrest*, 1995
Lynn Valley Park, im Norden von Vancouver, Kanada
Farbfoto
© Maurice Jassak

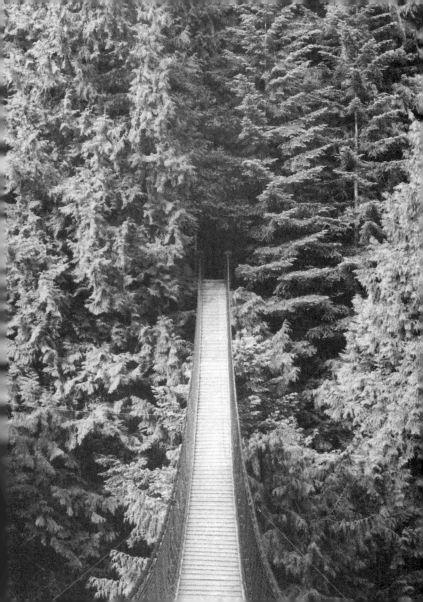

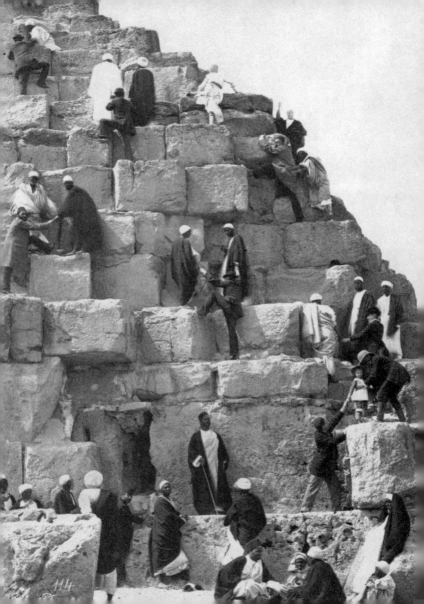

ES GIBT KEINE WIRKLICH
SCHONENDE WEISE,
darüber zu sprechen, was Sie IN ZUKUNFT
erwartet, da ich Sie mit einigen irritierenden
Möglichkeiten konfrontieren muss.

Der einzige Trost,
den ich Ihnen anbieten kann, lautet:

Sie sind *nicht* der einzige Mensch,
der an Krebs erkrankt ist,
und Sie sind *nicht* allein.

Ägyptische Touristenführer, die um 1900 den Besuchern beim Erklimmen der gigantischen Stufen zur Großen Cheopspyramide (2575 v. Chr.) in Gizeh helfen. Diese wurde aus etwa 2,3 Millionen Steinblöcken erbaut, von denen jeder ca. 2,3 Tonnen wiegt. Die ägyptischen Pyramiden in Gizeh sind das einzige der sieben Weltwunder der Antike, das noch erhalten ist. Foto: © Corbis/Bonfils

Wie *Millionen von Menschen*
haben auch Sie und ich
im vergangenen Jahrhundert
die Erkenntnisse
über Krebs mitbekommen.

Bedauerlicherweise ist Krebs zu einem
großen und weltweiten Gesundheitsproblem
geworden. Den aktuellen, medizinischen
Prognosen nach muss damit gerechnet werden,
dass beispielsweise in Nordamerika

einer von drei Menschen

einmal an Krebs erkranken wird.

abcotter@home: *Babyface,* 1995
Digitale Illustration
© Arlene Cotter

Onkologen werden nach ihrem Fachgebiet bezeichnet – medikamentöser oder systematischer Chemotherapie, Bestrahlung (Bestrahlungstherapie), operativer Behandlung (Chirurgie) und Kinderheilkunde.

Wer in der westlichen Welt mit einer Krebsdiagnose lebt, wird früher oder später von einem Onkologen (Krebsarzt) betreut werden, der eine konventionelle, westliche, medizinische Ausbildung genossen hat.

Wahrscheinlich werden sich zusätzlich noch andere praktische Ärzte um ihr Wohlergehen kümmern, je nachdem, an welchem Krebstyp Sie erkrankt sind und wie sehr Ihr Körper in Mitleidenschaft gezogen ist.

Ihr Arzt wird vielleicht die Meinung anderer Kollegen einholen oder Ihnen raten, eine zweite Meinung von einem unabhängigen Spezialisten zu erfragen.

Sollte dies nicht der Fall sein, und sollten
Sie das Gefühl haben, eine weitere Meinung wäre
hilfreich, dann bestehen Sie darauf, dass
noch weitere Ärzte Ihre Testergebnisse überprüfen.

Da der Zeitpunkt der Behandlung bei
vielen Krebsarten eine WICHTIGE ROLLE spielt,
wollen Sie natürlich bestimmte Fragen
so schnell wie möglich klären.

Bei den konservativen, medizinischen
Behandlungsmethoden konzentrierte man sich
ursprünglich auf die Krankheit,
indem man versucht hat, das aktuelle Wachstum
der Krebszellen zu stoppen, vorhandene
Tumorgewebe zu zerstören, und die Ausbreitung
von Krebszellen auf weitere Tochter-
geschwülste (Metastasen) zu verhindern.

Die westliche Medizin hat bislang folgende drei wesentliche Behandlungsmöglichkeiten benutzt: OPERATION, CHEMOTHERAPIE und BESTRAHLUNG.

Wahrscheinlich wird man Ihnen eine oder mehrere dieser drei Behandlungsmethoden vorschlagen. Doch in der medizinischen Forschung werden inzwischen etliche *ergänzende Behandlungen* zu diesen konventionellen Methoden anerkannt.

Bei einer fortschrittlichen Krebstherapie werden inzwischen auch die Immuntherapie oder biologische Therapien mit einbezogen – Behandlungen wie die Gentherapie, Hormontherapie, Impfstoffe und Knochenmarks-Transplantationen.

Ihr Medizinerteam wird Ihren Fall genau einschätzen und danach einen ganz persönlichen Behandlungsplan für Sie ausarbeiten.

Normalerweise wird Ihr Onkologe mit Ihnen und allen, die Ihnen nahe stehen, ein formelles Informationsgespräch vereinbaren. Damit haben alle die Gelegenheit, Fragen zu stellen und eventuelle Bedenken zu äußern, die Sie bezüglich Ihrer geplanten Behandlung haben. Möglicherweise entscheiden Sie sich dafür, sich einigen, vielleicht sogar allen Behandlungsmethoden zu unterziehen, die von Ihren Ärzten vorgeschlagen werden.

(Sollte ich das Ihrer Meinung nach machen, Herr Doktor?)

Zu Ihrem Behandlungsprogramm könnten auch
Protokolle über ihre Heilung gehören,
die dabei helfen sollen,
ihre Symptome in den Griff zu bekommen und
den Krebs in ihrem Körper zu zerstören.

Falls die Chancen auf Heilung gering sind,
weil Ihre Krankheit bereits weit
fortgeschritten und eine Behandlung nur
bedingt möglich ist, wird man sich bemühen, Ihre
Lebensqualität mit lindernden Maßnahmen
zu fördern – um die Schmerzen und Symptome zu
lindern –, indem man Ihnen eine ständige
psychologische und soziale Unterstützung anbietet.

Die Behandlung für diese beiden Fälle sieht
oftmals identisch aus. *Der einzige Unterschied
dabei ist das* ZIEL *der Therapie.*

Ihre Ziele

werden Sie

mit Ihrem Arzt

gemeinsam

festlegen wollen.

Inzwischen existieren ergänzende Therapieformen,
die man früher als »alternative Medizin«
bezeichnete, *gleichrangig neben der westlichen
Medizin. Sie werden in erster Linie
eingesetzt, um die natürlichen Heilkräfte
des Körpers zu stimulieren.*

Dabei setzt man sportliche Betätigung, Diät,
Ernährung, Vitamine, Mineralien und Kräuter ein,
Techniken, die für Körper und Geist gleichermaßen
entwickelt wurden wie Biofeedback,
Entspannung, Visualisation und Meditation.

Bei der Behandlung eines Patienten sollte man
zuallererst daran denken, seine angeborene Vitalität zu stärken.

– RHASES –

Es gibt SO VIELE gesundheitsförderdernde Begleittherapien, dass wir sie nicht alle aufzählen können. Sie reichen von den gängigen Methoden wie der Chiropraktik bis hin zu weniger konventionellen, aber zunehmend populären Heilpraktiken wie Naturheilkunde im engeren Sinne, therapeutic touch, Homöopathie, Makrobiotik und Aromatherapie.

Viele der traditionellen östlichen Praktiken sind auch in unserer westlichen Welt leicht zugänglich, wie etwa: Qi Gong, Akupunktur und Kundalini Yoga. *Darüber hinaus gibt es für alle, die sich dafür interessieren, zahlreiche ethnisch spezifische und volkstümliche Heilmittel.*

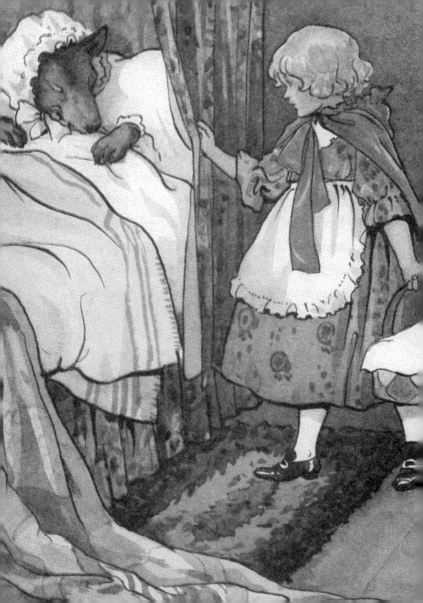

caveat emptor: das Prinzip, nach dem allein der Käufer für seine Unzufriedenheit verantwortlich ist. Der Käufer muss auf der Hut sein!

Wahrscheinlich werden Sie unablässig damit beschäftigt sein, sich über neue Begleittherapien zu informieren und diese einer KRITISCHEN Prüfung zu unterziehen. Vergessen Sie nicht: Wer verzweifelt ist, ist auch leicht verwundbar – deshalb, **caveat emptor!** *Sie müssen sicherstellen, dass Sie vernünftige Entscheidungen fällen.*

Therapieformen, die nicht zur traditionellen Medizin zählen, sind selten registriert und nicht getestet, werden von Geschäftsleuten vertrieben und stehen nicht auf der Liste der Krankenkassen. Sie sollten Mitpatienten, Ärzte und Therapeuten um Empfehlungen und Alternativen bitten. Versuchen Sie so viele Informationen wie nur möglich einzuholen und vertrauen Sie erst dann – auf Ihren INSTINKT.

Illustration zu *Rotkäppchen* von Margaret W. Tarrant, © 1920
ROTKÄPPCHEN: »Großmutter, was hast du für große Ohren?«
WOLF: »Damit ich dich besser HÖREN kann.«

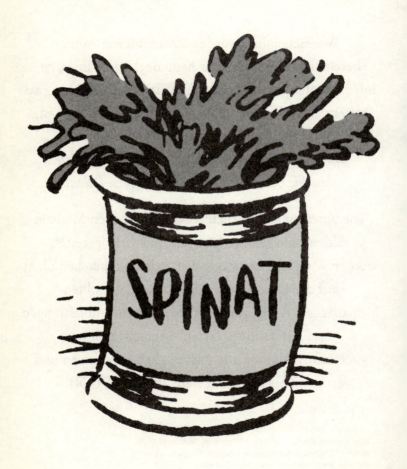

WICHTIGER HINWEIS:
Bitte halten Sie Ihr Medizinerteam auf dem
Laufenden über eventuelle Zusatzbehandlungen,
die Sie ausprobieren. Manche davon könnten die
bewährten Behandlungsmethoden beeinträchtigen.

Viele, die den Entschluss fassen, sich einer
Krebsbehandlung zu unterziehen, bauen SOWOHL
traditionelle als auch begleitende Therapien
in ihren Gesundheitsplan.

Logischerweise hat jeder Behandlungsplan
nur ein Ziel vor Augen, nämlich die Ausbreitung
von Krebs AUFZUHALTEN und dabei
gleichzeitig die körpereigenen
Heilkräfte zu STIMULIEREN.

Das sind die beiden entscheidenden körperlichen
Aspekte, wenn Sie wieder gesund werden wollen.

―――――――

Popeyes Spinatdose (Ausschnitt)
Animationszelle
© 1990 King Features Syndicate, NY
Abdruck mit freundlicher Genehmigung von King Features Syndicate

STOP! 149

Vergessen Sie nicht
das NAHELIEGENDE,
wenn Sie medizinischen Rat suchen:

Spezialisten

spezialisieren.

Die einzelnen Mitglieder Ihres Gesundheitsteams
werden ihren spezifischen Beitrag leisten.
Kein Mensch ist in der Lage,
ALLE ASPEKTE
Ihrer Behandlung zu berücksichtigen.

Deshalb werden Sie neben Ihrem Onkologen
und anderen Spezialisten auch weiterhin die
Hilfe Ihres Hausarztes nötig haben.

Ihr Arzt ist am besten geeignet, wenn es darum geht,
»den ganzen Menschen«
zu beurteilen – der Aspekte einer MEDIZINISCHEN
RUNDUMVERSORGUNG, zu der
auch Ernährungstipps, häusliche Pflegedienste,
Physiotherapie, die Linderung von Schmerzen und
Stress und psychologische Hilfe gehören könnten.

Falls Sie sich für Behandlungen im Rahmen
von Forschungsprojekten und klinischen
Versuchsreihen interessieren, werden Sie bestimmt
den Rat eines praktischen Arztes einholen
wollen, der Ihren Lebensstil *am besten kennt*.

Machen Sie sich für Ihre Arzttermine Listen, damit Sie sich genau daran erinnern, wie Sie sich in der Zeit ZWISCHEN den Arztbesuchen gefühlt haben. Sehr leicht vergisst man bestimmte Details, die für die Gesamtbeurteilung eine wichtige Rolle spielen können.

Womöglich sind Sie überrascht, wenn Sie merken, dass sich die kollektive Energie und das gebündelte Wissen ganz allein auf IHRE PERSON konzentriert.

Sobald Sie mit der Natur Ihrer Krankheit und den möglichen Behandlungsmethoden vertrauter sind, werden Sie wahrscheinlich eine größere Verantwortung bei der Abstimmung Ihres persönlichen Gesundheitsprogrammes übernehmen.

Je besser es Ihnen gelingt, *ganz ehrlich* zu Ihren Gefühlen zu stehen und sich *klar und detailliert* zu Ihrem augenblicklichen Zustand zu äußern, *umso eher werden Sie die Hilfe erhalten, die Sie wirklich brauchen.*

Ein Langweiler ist einer, der dir auf die Frage,
wie es ihm geht, eine ehrliche Antwort gibt.

– BERT LESTON TAYLOR –

Es gibt eine Zeit im Leben, in der dieser Spruch
absolut NICHT gilt. Zu diesen Zeiten gehören
auch Ihre Arztbesuche. Bestimmt ist Ihr Alltags-
stress schon groß genug, da können Sie nicht auch
noch die Rolle des Superpatienten
spielen – indem Sie allen vormachen,
Sie wären stark und heldenhaft, und dabei wahrscheinlich *Ihre wahren Bedürfnisse* unterdrücken.

VERMEIDEN Sie es, in Sekundenschnelle die Bedeutung
von Symptomen einzuschätzen, wahre Gefühle
zu unterdrücken, und vermeiden Sie den Versuch,
»nett« zu sein. *Seien Sie einfach nur ehrlich.*

STOP! 153

Was ist die ALTERNATIVE zu einem
»Superpatienten«?

Vergessen Sie den stereotypen, kooperativen, naiven,
alles akzeptierenden, pflegeleichten, machtlosen,
autoritätsgläubigen, hilflosen und eher verlegenen
»netten Patienten« von früher. Visualisieren Sie
stattdessen lieber ein Bild von sich als

PATIENT, DER EINE

aktive Rolle

BEI SEINER HEILUNG ÜBERNIMMT.

Der **aktive Patient** ist das genaue
Gegenteil des Patienten, der erwartet,
dass andere (sprich: der Arzt) die Verantwortung
für ihr oder sein Leben übernehmen.

Ein aktiver Patient sollte einen
starken Willen zeigen, neugierig oder sogar
anspruchsvoll sein (was er vermutlich auch ist),
aber um dies sein zu können, muss er
sich auch an seinem Behandlungsplan und seinem
Heilungsprozess beteiligen.

Außerdem, **wenn Sie sich nicht** für Ihre
Gesundheit interessieren, wer sollte es dann?

WER WIRD ES DANN TUN?!

Wie viel tatsächlich in Ihrer eigenen Macht liegt, wird auf dramatische Weise variieren. An manchen Tagen wird Ihr Energiepegel durchschnittlich oder sogar sehr gut sein. An anderen wird er so gut wie NICHT SPÜRBAR sein.

Bedenken Sie folgende Richtlinien:

1

Der Wunsch, kuriert zu werden, ist Teil des Heilungsprozesses.

– SENECA –

2

Übernehmen Sie eine aktive Rolle bei Ihren Behandlungs- und Gesundheitsplänen.

3

Entscheiden Sie sich für Behandlungsmethoden, an die Sie glauben, und tun Sie ALLES, WAS IN IHRER MACHT STEHT, um das bestmögliche Resultat zu erzielen.

Natürlich werden alle
davon ausgehen,

dass Sie leben wollen und sich einer Behandlung
unterziehen. Trotzdem sollten Sie KEINE
voreiligen Schlussfolgerungen daraus ziehen.

Es stehen wichtige

Entscheidungen

an, sie erfordern Ihre volle
AUFMERKSAMKEIT.

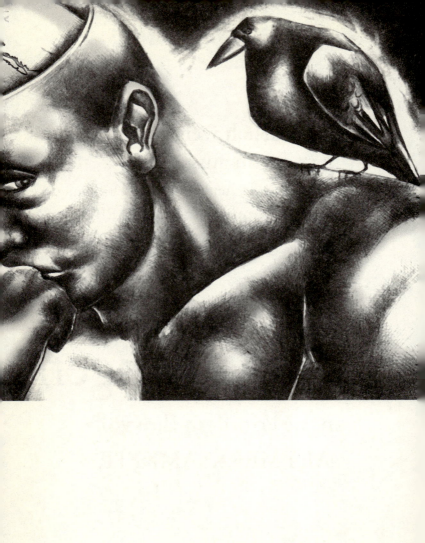

Sie könnten

sich für eine konventionelle Therapie entscheiden.

Sie könnten

sich für eine Ergänzungstherapie entscheiden.

Sie könnten

sich für eine Kombination aus konventioneller
und ergänzender Therapie entscheiden.

Sie könnten

sich dafür entscheiden, dass Sie auf jegliche
Therapie verzichten.

*Wir werden einige der Vorschläge
genauer unter die Lupe nehmen, um Ihnen
bei Ihrer Entscheidung zu helfen.*

Patricia Leidl: *Insight* (Ausschnitt), 1995
Kugelschreiber auf Papier, 17,78 × 12,7 cm
© Patricia Leidl

Keine Angst, wenn Sie den Inhalt dieses Buches und die ganze Informationsflut, die über Sie hereinbricht, nicht sofort verarbeiten können – das ist mehr als verständlich.

VIELLEICHT HABEN SIE DAS GEFÜHL, DASS SIE UNTER DER LAST DER INFORMATIONEN ZUSAMMENBRECHEN. Man wird Sie mit Lesestoff zum Thema Gesundheit geradezu bombardieren. Darüber hinaus könnten der Stress und die Medikamente Ihre Denkfähigkeit und Ihr Erinnerungsvermögen zusätzlich trüben. Wenn es Ihnen irgendwie möglich ist, dann sollten Sie sich ein zusätzliches »Paar Ohren« anlegen, wenn Sie mit Ihrem Arzt sprechen oder irgendwelche Instruktionen erhalten. Die Objektivität, das Gedächtnis und die moralische Unterstützung eines Freundes *könnten von unschätzbarem Wert sein.*

Sie werden eine Menge Informationen
verarbeiten müssen, aber im Verlauf der Zeit
werden sich Ihr persönliches Betreuerteam
und ihr Behandlungsplan herauskristallisieren.

Sobald Sie Ihr Krankheitsbild besser verstehen
und andere Krebspatienten, Ärzte und
Therapeuten kennen, werden Sie allmählich auch
vertraut werden mit den vielen

Informationsquellen,

wie Bibliotheken, Internet, öffentliche
Einrichtungen, Behandlungsprogramme, Kliniken,
Finanzhilfen und Selbsthilfegruppen,
die Ihnen in Ihrem Ort zur Verfügung stehen.

Je mehr Menschen etwas für Sie tun,
umso BESSER.

Viele Menschen, die es gut mit Ihnen
meinen, werden Ihnen ihre eigenen Arzneien und
Vorschläge empfehlen. Sie wollen auf diese Weise dabei
helfen, dass Sie wieder gesund werden oder einfach nur
ihre Bereitschaft zeigen, Sie zu unterstützen.

Manche Ratschläge werden GUT sein. Manche Ratschläge werden SCHLECHT sein.

Auch wenn Sie sich am liebsten vor allen verstecken
würden – vor der Familie, den Freuden,
den Helfern, Sozialarbeitern, dem medizinischen
Personal, Mentoren, Therapeuten, spirituellen Beratern,
wem auch immer –, sie alle könnten Ihnen wertvolle
Ideen oder Erfahrungen liefern, *die Sie brauchen,
um bei der Stange zu bleiben.*

Es ist schon seltsam …

Diejenigen, die Ihnen jetzt ihre Unterstützung
anbieten, sind *nicht unbedingt* jene, denen
Sie in der Vergangenheit geholfen haben. Vielleicht
wird es Sie überraschen, wie viele Bekannte und
völlig Unbekannte plötzlich auftauchen,
um Ihnen zu helfen.

ES WIRD IHNEN WIEDER BESSER GEHEN.

Auch wenn es Ihnen vielleicht schwer fallen
sollte, *zuzulassen,* dass andere Ihnen helfen,
wiederholen wir es nochmals –

LASSEN SIE SICH HELFEN!

Wir werden uns mit den Behandlungsmethoden von Krebs und den eventuellen Nebenwirkungen **auseinander setzen,** *die mit einem konventionellen, medizinischen Eingriff einhergehen. Bedenken Sie dabei, dass Sie möglicherweise unter* KEINER *oder* NUR EINIGEN *dieser Nebenwirkungen leiden werden.*

Wir wollen Sie keinesfalls verängstigen, sondern Ihnen lediglich ein komplettes Bild aller Möglichkeiten aufzeichnen. Das kann Ihnen bei der Vorbereitung auf eine aggressive Krebs-Therapie helfen, falls diese bei Ihnen nötig ist. Und es soll helfen, dass Sie diese, falls Sie sich dafür entscheiden, auch wirklich in Angriff nehmen.

Sei auf das Schlimmste gefasst und erhoffe das Beste.

– ENGLISCHES SPRICHWORT –

Nichts geht mehr...

Mal abgesehen von den überaus seltenen, aber
absolut realen Fällen einer SPONTANHEILUNG,
erstaunlichen und wundersamen Heilungen
ohne irgendwelche medizinischen Eingriffe, kann
man davon ausgehen, dass sich die meisten
Krebsformen in Ihrem Körper ausbreiten und die
Funktionsfähigkeit Ihrer Organe zerstören.

Es hängt ganz davon ab, an welcher Krebsart
Sie erkrankt sind und in welchem Stadium, aber es
könnte sein, dass ein medizinischer Eingriff SOFORT
erforderlich ist, um ihr Leben zu retten.
Auch wenn Sie die Nachricht schockieren sollte,
könnte es sein, dass Ihr Arzt darauf besteht, *auf der
Stelle* mit der Behandlung zu beginnen –
so schnell, wie es sich arrangieren lässt.

Entscheiden Sie sich

für eine konventionelle Krebsbehandlung,
dann wird Ihr Arzt vermutlich eine Operation,
Chemotherapie, Bestrahlung oder
eine Kombination dieser Therapien vorschlagen.

Vermutlich werden Ihnen diese Krebstherapien
Angst machen. Krebs ist eine aggressive Erkrankung,
und folglich haben Sie es mit aggressiven
Faktoren zu tun. Wahrscheinlich haben Sie gelesen,
dass es Ihnen wegen der NEBENWIRKUNGEN einer
Krebstherapie noch schlechter gehen
könnte, als es Ihnen es bereits aufgrund
Ihrer SYMPTOME geht.

*Diese Information könnte Sie dann noch
mehr verunsichern, wenn Sie bereits unter Schmerzen
und körperlichen Beschwerden leiden.*

Möglicherweise wird man versuchen,
das Wachstum und die Ausbreitung des
Krebsgewebes zu stoppen, indem man Ihnen Organe,
Gewebe, ja sogar Gliedmaßen operativ entfernt.
Oder auch nicht…

Die Bestrahlung (mit Röntgenstrahlen,
Elektronentherapie oder einer biologischen Behandlung,
Kobaltbehandlung) oder Chemotherapie (chemische
oder medikamentöse, eine biologische oder Hormonbehandlung,
Immuntherapie), oder auch beides, könnten einer
Operation vorausgehen, bei der man versuchen
wird, erst einmal die Größe des Tumors zu
verringern. Eine der beiden oder auch beide
Therapieformen könnten auch als Folgebehandlung
(Begleittherapie) angewendet werden, um
(den Versuch zu unternehmen,) eventuell verbliebene
Krebszellen zu zerstören. *Oder auch nicht…*

STOP! 167

Für manche Patienten könnte der Haarausfall ein wesentlich größeres Trauma darstellen als die Diagnose an sich, weil er ihre Verletzbarkeit zeigt. Falls Sie wegen Ihrer Therapie eine Glatze bekommen, dann nehmen Sie dies als ein sicheres Anzeichen dafür, dass die Behandlung genau das bewirkt, *was sie bewirken soll.*

Die möglichen Nebenwirkungen hängen von der Art der Behandlung ab.

Sie könnten schwach, dünn, vollmondgesichtig werden, Strahlenverbrennungen davontragen, Haarausfall bekommen, kahl oder blass werden, großflächigen Hautausschlag bekommen oder aufgrund der Injektionen, Biopsien und Operationen durch Narben entstellt sein. *Oder auch nicht…*

Miriam MacPhail & abcotter@home: *The Cancer People Series,* 1996
Digitale Illustration
© Miriam MacPhail und Alrene Cotter

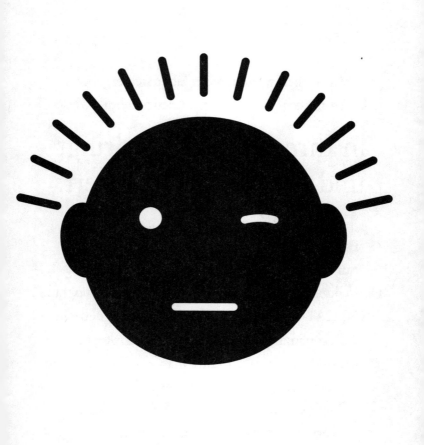

Vermutlich werden Sie es über sich ergehen
lassen müssen, dass man auf unangenehme Weise

in Ihren Körper eindringt
und darin herumstochert.

Sie werden sich der Prozedur diverser
Diagnoseuntersuchungen unterziehen müssen,
zum Beispiel Blut- und Urinanalyse, bildliche
Darstellungen wie Röntgenbilder, Computertomografie
(CT, CAT-Abtastungen), Ultraschall, magnetische
Resonanzbilder (MRIs), oder Endoskopie
(Instrumente, mit deren Hilfe man eine Innenansicht
von Ihrem Körper darstellen kann).
Vielleicht verschreibt man Ihnen auch ein
verwirrendes und komplexes Sortiment
an Medikamenten.

Auszeit

Auf der folgenden Seite wollen wir Ihnen eine kurze und angenehme Auszeit von der harten Realität Ihrer Krebsdiagnose gönnen, und von diesem ganzen Gerede über mögliche Behandlungsmethoden und Nebenwirkungen.

Hier können Sie ein kleines Gedicht lesen, das Sie ganz bestimmt aufmuntert, wenn auch nur für einen Augenblick. Genießen Sie bitte diesen kurzen magischen Moment, denn im Anschluss an dieses Gedicht werden wir wieder zu dem irritierenden Thema unseres Buches zurückkehren – genauso schnell, wie wir es unterbrochen haben.

SCHNEEBALL

Ich habe einen Schneeball gemacht,

so perfekt wie nur möglich.

Ich wollte ihn gern wie ein Haustier halten,

mit dem ich im Bett kuscheln kann.

Ich habe ihm einen Schlafanzug genäht,

und ein Kissen, um darauf zu ruhen.

Doch gestern Nacht ist er einfach davongerannt,

und hat dazu noch mein Bett durchnässt.

– SHEL SILVERSTEIN –

Falling Up

ALSO… ZURÜCK ZUR ARBEIT!

Darüber hinaus könnten Sie auch unter Symptomen
oder Nebenwirkungen wie Lethargie, chronische
Müdigkeit, Schmerzen, Atemnot, Verstopfung,
Durchfall, Übelkeit leiden. *Oder auch nicht…*

Sie könnten extrem schwitzen, trockene,
gerötete Haut bekommen, unter Appetitlosigkeit,
sich verändernden Körperfunktionen,
Entzündungen im Mund, Anfällen, Delirium oder starken
Kopfschmerzen leiden. *Oder auch nicht…*

Es könnte sein, das Sie an manchen Tagen
nicht einmal Ihre Körperpflege schaffen oder merken,
dass Sie unter Störungen Ihres Erinnerungsvermögens
leiden und/oder nanosekundenlangen Aufmerksamkeits-
störungen und Apathie. *Oder auch nicht…*

Meist wird Ihr Medizinerteam
Ihnen dabei helfen können, solche Nebenwirkungen
zu reduzieren, auszuschalten oder,
in extremen Fällen, Sie dabei unterstützen,
sich den Gegebenheiten anzupassen.

Denken Sie daran, dass Patienten,
die sich einer Bestrahlung oder Chemotherapie
unterziehen, nur bis zu einer
GENORMTEN Toleranzgrenze des Gewebes
behandelt werden. Mit anderen Worten, Sie werden
nur bis zu einem Ihnen verträglichen Punkt
therapiert, ohne dass die natürliche
Regenerationsfähigkeit Ihres Körpers zerstört wird.

Die Balance zwischen Risiko und Nutzen wird
für jeden Patienten *sehr sorgfältig* kalkuliert.

Während Ihrer Behandlungszeit könnte
es für Sie schwierig werden, die Nebenwirkungen
der Behandlung und die Symptome Ihrer
Krankheit zu UNTERSCHEIDEN. Aus vielerlei
Gründen verbinden die Patienten oftmals
(und zu Recht) Ihre Behandlungsphase mit dem
Gefühl, dass es Ihnen furchtbar geht.

Ein Chemotherapie-Veteran,

der vor sechs Jahren entlassen wurde,

begegnete an einer Bushaltestelle zufällig

seiner ehemaligen Krankenschwester aus der Therapie

und musste sich übergeben.

– WILLIAM MATTHEWS –

Schreckliche Heilung aus AFTER ALL:
Die letzten Gedichte von William Matthews

Was geschieht

geschieht

Ich will
mich wieder

Ich habe es

mit mir?

normal fühlen.

so satt.

STOP! 177

»Zwei Wochen später kam ich auf dieselbe Krebsstation –
nicht in meiner normalen Funktion als irgendein
Doktor der Philosophie, zu irgendeinem Termin in der
medizinischen Fakultät und mit einer fast 30-jährigen
Erfahrung als ausgebildete Gesundheitsberaterin –
ich kam stattdessen als eine ›Brustkrebspatientin‹.
Und dieses Mal war alles anders.
Dieses Mal hatte ich KEINERLEI Zuversicht.«

DR. SUSAN HARRIS – Krebspatientin, Professorin und Kanufahrerin

»Grundsätzlich sollte die männliche Spezies, die unter einer rein männlichen Krankheit leidet – so wie auch Brustkrebs fast ausschließlich bei Frauen vorkommt* – schleunigst eine mentale und endemische Männerkrankheit überwinden – **Stolz**. Männer neigen derart zu diesem Schutzmechanismus, dass sie alles VERDRÄNGEN, was sich im Bereich ihres Unterleibes abspielt, insbesondere wenn es dabei um die Funktion der Sexualität geht, hüllen sie in einen Mantel des Schweigens.«

ALLAN FOTHERINGHAM – Krebspatient und Journalist
Maclean's magazine

---

* Weniger als 1 Prozent der Brustkrebspatienten sind Männer.

STOP! 179

Während Ihrer Leidenszeit werden Sie sich
enorm anstrengen müssen, um sich auf die

Verbesserung
Ihres Gesundheitszustandes

ZU KONZENTRIEREN.

Manchmal werden Sie sich körperlich, geistig,
emotional und seelisch so überwältigt
fühlen, dass Sie keinerlei Energie und keine
Willenskraft mehr spüren.

Falls Sie in diese **Leere** fallen,
dann denken Sie daran, dass es sechs, vielleicht
48 Stunden dauern wird, bis Sie sich
wieder besser fühlen. Bitten Sie um private und
PROFESSIONELLE Unterstützung, die Ihnen dabei
hilft, diese schlechten Zeiten zu überstehen.

Bisweilen werden Sie sich bei Ihrem Kampf
gegen die zahlreichen Nebenwirkungen der
Bestrahlung und Chemotherapie hilflos fühlen, aber
AUCH DAS GEHT IRGENDWANN VORBEI
nach Abschluss der Behandlung.

Falls Ihre Behandlung aggressiv ist,
dann denken Sie daran, dass dieser
Alptraum nur ein MITTEL ZUM ZWECK ist –
und alle Anstrengungen nur
Ihrem zukünftigen Wohlergehen dienen.

Falls Sie positiv auf die Behandlung
ansprechen, dann wird auch der

Wendepunkt kommen,

ab dem Sie sich wieder besser fühlen werden.

STOP!

Wichtig sind realistische

Ziele.

Sie werden Ihnen helfen, die Behandlung
durchzustehen.

Dabei könnte es Sie anspornen,
wenn Sie sich einen bestimmten Termin setzen,
zu dem Sie eine Feier oder ein
ähnliches Ereignis planen, sobald Ihre
Behandlungsphase vorbei ist.

* Das heißt nicht, dass Sie die ganze Zeit über gut drauf sein müssen – was völlig unrealistisch und unnormal wäre. Es bedeutet lediglich, dass Sie VERMEIDEN sollten, auch nur andeutungsweise ans Aufgeben zu denken.

Machen Sie sich so oft wie möglich selbst Mut.

Finden Sie entsprechende Worte und Vorstellungen,
die durch ständige Wiederholung
und die Macht der Gewohnheit in Ihrem Kopf
die gesundheitsfördernden Gedanken an erste
Stelle rücken und Sie aufbauen,
EGAL, WIE SCHLECHT SIE SICH AUCH
im Moment fühlen sollten.

Mit den Worten der Weisen:

Machen Sie sich solange etwas vor, bis es wahr geworden ist.*

Ich gewinne
meine Stärke zurück.

– AFFIRMATION –

[DAS SIND SIE]

Illustration zu *Jack, der Riesentöter* von Margaret W. Tarrant, um 1920

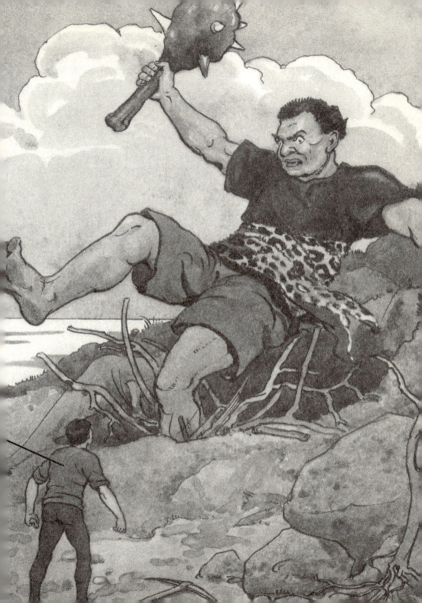

Die folgenden, historischen Worte fügen sich zu einer geistreichen Inschrift, die in einen goldenen Ring eingraviert wurde. Sie offerieren eine kluge Lösung für die verwirrende Rätselfrage: »Was würde einen reichen Mann traurig machen, und einen armen Mann glücklich?«
König Salomons Ring

Alles ist vergänglich.

– HEBRÄISCHE VOLKSWEISHEIT –

Eines Tages,

schon bald

wird all das

hinter mir liegen.

– AFFIRMATION –

Schreiben Sie
auf, was Sie täglich hören

müssen
oder
einfach hören wollen,
damit es Ihnen
besser geht.

Erstellen Sie mit Ihrer Familie und Ihren Freunden eine Liste von Dingen, die diese sagen oder tun können, um Sie **aufzubauen** und zu inspirieren.

STOP! 189

Zapfen Sie all Ihre Quellen an.

Hoffnung, Glaube und Optimismus
können durchaus mit Vernunft und Logik
einhergehen. Nutzen Sie sie alle,
um Ihren eigenen Weg zu finden.

*Geben Sie niemals Ihr Wunschdenken
und Ihre Träume auf.*

Jetzt kommt der beste Teil,

Sie haben einen Vorsprung.

Wenn Sie zu denen gehören,

die im Herzen ganz jung sind.

– YOUNG AT HEART –

Carolyn Leigh und Johnny Richards

Die Tage vergehen,

und Sie werden immer wieder überrascht
sein – mal abgesehen von den Zeiten,
in denen Sie es vielleicht VERGESSEN –

weil Sie sich ERINNERN, dass
das Unbegreifliche Ihnen passiert ist.

Sie haben Krebs.

Selbst »Krebs-Veteranen« erleben diese
Augenblicke, in denen sie es *einfach nicht fassen
können*, dass sie tatsächlich Krebs haben.

Natürlich ist es
eine sehr unglückselige
und bittere Sache, dass Sie
mit der Diagnose Krebs leben müssen.
Ich kenne KEINEN Krebspatienten,
der irgendeinem anderen
eine Krebserkrankung wünschen würde.

Vielleicht sind Sie auch vollkommen überrascht.

Denn möglicherweise haben Sie sich vernünftig
ernährt, regelmäßig Sport getrieben
und auch sonst ALLES ERDENKLICHE getan,
um Ihren Körper in Form zu halten und
ein vernünftiges Leben zu führen.

Möglicherweise

war es aber auch nicht so.

»Warum ich?«

Manche Krebsformen sind erblich, was bedeutet,
dass Sie dafür genetisch vorbelastet sind.
Andere hängen von der Lebensweise ab –
wie zum Beispiel dem Rauchen –
und wieder andere von den Umwelteinflüssen,
denen man ausgesetzt war, wie zum Beispiel
radioaktivem Material.

Wenn Sie über Krebs lesen, dann werden Sie
feststellen, dass vermutlich nicht nur ein Faktor,
sondern MEHRERE zum Ausbruch der Krankheit
beigetragen haben. Einige dieser Faktoren
unterlagen Ihrer Kontrolle, *andere nicht.*

Selbstvorwürfe lassen kein Wohlgefühl zu, doch GENAU JETZT MÜSSEN SIE SICH WOHL FÜHLEN. Klopfen Sie sich auf die Schultern, dass Sie den Anfang geschafft haben. Sehen Sie es als eine Herausforderung an, Ihre Gesundheit wiederzuerlangen.

Krebs ist nicht wählerisch. GUTE Menschen bekommen Krebs, und SCHLECHTE genauso. Verstricken Sie sich bloß nicht in Selbstvorwürfen über irgendeinen der zahlreichen Gründe, die dabei vielleicht oder auch nicht eine Rolle spielen. Mit Vorwürfen kommen Sie nicht weiter. Aber vielleicht mit Folgendem:

Beschließen Sie, ab sofort ein gutes Leben zu führen.

Schauen Sie sich um.

Denken Sie an ALLE Menschen,
die Sie gekannt haben,
an Menschen, die noch leben, und an jene,
die gestorben sind.

Irgendwelche amüsanten Todesfälle in letzter Zeit?

– SIR MAURICE BOWRA –

Herzerkrankung

Rückenmarksverletzung

Schizophrenie

Dementis

Gehörlosigkeit

Zystische Fibrose

Suchterkrankung

Multiple Sklerose

Parkinson

Erblindung

Diabetes

Muskuläre Dystrophie

Aids

Lepra

Epilepsie

Osteoporose

(Dies ist lediglich eine Auswahl menschlicher Leiden)

»Wer lang genug lebt, wird sicher irgendwann krank.«

CAROL JORDAN – *die weise Mutter*

von Dr. Steve Jordan, Onkologe und ehemaliger Marineoberstarzt

Jeder muss sich in seinem Leben mit
irgendetwas auseinander setzen.

Bei Ihnen ist dieses IRGENDETWAS der Krebs.

Vielleicht ist der Krebs *nur eine*
der großen Herausforderungen, der Sie sich
im Verlauf Ihres Lebens stellen mussten.

Leiden ist etwas *Universales*,
deshalb sollten Sie erst
gar nicht das Gefühl aufkommen
lassen, dass Sie allein
dazu auserkoren wurden, in dieser
Welt zu leiden. Diese Erkenntnis
wird Ihr Leid zwar nicht
lindern, aber Sie WIRD Ihnen
eine *Perspektive* aufzeigen.

Hier sehen Sie Catherine. Ich hatte sie darum gebeten, mir ihre Geschichte zu erzählen, was sie auch tat. *Sie hat mir erzählt, dass Sie Malerin und Kunsttherapeutin ist. Sie hat mir erzählt, dass sie es liebt, sich vom Meer, dem Himmel und einem Sonnenuntergang davontragen zu lassen.*
Sie hat mir erzählt, dass sie niemals vom Mond und den Sternen genug bekommen kann…

Ich hatte erwartet, dass sie mir die Geschichte ihrer Behinderung erzählen würde. Doch sie hat mir von *Ihrem Leben* erzählt.

Das Leben *besteht* aus Erfahrungen.
Jeder von uns hat seine ganz eigene und außergewöhnliche Geschichte.

Nick Knight: *Catherine Long für »Dazed & Confused«* (Ausschnitt), 1998
Farbfotografie
© 1999 Foto: Nick Knight/Artdirektor: Alexander McQueen

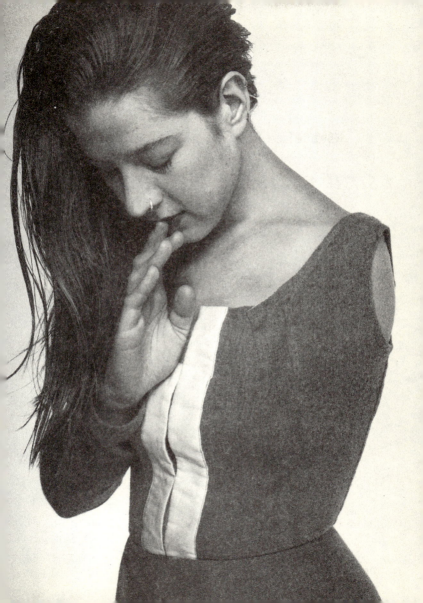

STRESS IST DER INNERE FEIND.

Nichtsdestotrotz
sind manche Erfahrungen
nicht gerade toll.

Es ist SCHWER, mit einer
lebensbedrohenden Krankheit fertig zu werden.

Das ist schwierig und verursacht Stress.

Wenn Ihnen Geist und Körper aus der Balance geraten, dann überlegen Sie einfach, welche Dinge in Ihrem Leben Stress verursachen und auf welche Weise sie den Zustand Ihres Wohlbefindens beeinträchtigen.

Stress

IST EINE DER
GROSSEN HERAUSFORDERUNGEN,
mit der Sie während Ihrer Krebsdiagnose
konfrontiert werden. Er wird
durch alle möglichen Dinge hervorgerufen.

Ironischerweise werden Sie nicht lange
nach medizinischen Studien suchen müssen,
die bestätigen, dass Stress zu der Tatsache
beiträgt, dass Ihr Immunsystem
gerade jetzt versagt.

Keiner kann die Tatsache bestreiten, dass durch zu viel Stress der Energiepegel eines Menschen sinkt. Dennoch benötigen Sie gerade jetzt Ihre ganze Energie, um den Krebs zu bekämpfen.

Vielleicht können Freunde und die Familie dabei helfen, den Druck zu reduzieren, den Sie verspüren. Sie müssen nur bereit sein, Sie um Hilfe zu bitten.

Wahrscheinlich werden sie sogar dankbar sein, wenn Sie ihnen *ganz genau* erklären, was sie für Sie tun können.

Welche Beschäftigungen liefern Ihnen
NORMALERWEISE die nötige körperliche,
emotionale und geistige Energie? Was lässt Sie sonst
Ihre Batterien wieder aufladen, damit Sie
mit Stress in Ihrem Leben umgehen können?

Wie sieht das jetzt aus?

Während Freizeitbeschäftigungen wie Gartenarbeit,
Bridge, Tennis oder Fischen vermutlich
viel zu anstrengend sind, werden Sie bald eine Anzahl
von heilsamen Beschäftigungen entdecken,
die Sie auch im Sitzen ausüben können.

Dinge wie Lesen, Beten, Schreiben, Meditieren,
Musik, Visualisieren, Yoga und Traumarbeit können
Ihnen dabei helfen, *Ihre Stimmung aufzuhellen.*

Ein beliebter Zeitvertreib ist der *Gang durch ein Labyrinth,* der Ihnen dabei helfen kann, wieder klare Gedanken zu fassen und sich selbst als eine Kraftquelle *neu zu entdecken.*

Das LABYRINTH ist nur ein Beispiel dafür,
wie multidisziplinäre Ansätze von Design
und Gesundheitsfürsorge dabei helfen können,
die konventionelle Umgebungsgestaltung
für den Heilungsprozess neu zu definieren.

In San Francisco wurde vom *Institute for Health*
And Healing am CALIFORNIA PACIFIC MEDICAL CENTER
1997 diese innovative Installation entwickelt.

Das elf Meter lange Labyrinth – ein Meditationsweg –
ist inzwischen ein beliebtes und effektives
Hilfsmittel für alle Patienten, für medizinische
Mitarbeiter des Centers und Mitglieder
der angrenzenden Gemeinde geworden, die sich bereits
auf dem *Weg der Heilung* befinden.

Michael Macor: *Ohne Titel* (Ausschnitt), 1997
Schwarzweißfotografie
Das fest installierte Labyrinth am *California Pacific Medical Center,* hier in einem 90-Grad-Winkel abgebildet, wurde von *Stone Circle Design* entworfen und der Fußbodengestaltung in der Kathedrale von Chartres in Frankreich aus dem 12. Jahrhundert nachempfunden.
© 1999 San Francisco Chronicle/Michael Macor

STOP! 211

Heilung braucht Zeit und Energie.

Krebs ist nicht einfach nur eine Phase in Ihrem Leben – es ist eine Erfahrung, die Ihr Leben verändern wird. Sie werden eine gewisse Zeit brauchen, um sich den vielen Veränderungen um Sie herum und in Ihnen selbst anzupassen.

Unterdrücken Sie nicht Ihre natürlichen und ehrlichen Reaktionen, und vergessen Sie niemals, dass wir alle eine gigantische EIGENE KRAFTQUELLE besitzen, aus der wir schöpfen.

Legen Sie Ihr eigenes Tempo fest.

Keiner verurteilt Sie. Und es macht Sie nicht gesünder, wenn Sie sich selbst verurteilen.

Versuchen Sie geduldig zu sein.

Egal, ob es schnell oder langsam vorangeht –
der Heilprozess besteht aus einer
ganzen Reihe von Phasen und Lektionen, zu denen
sowohl körperliche ERFAHRUNGEN
als auch ZEIT gehören, aber keinesfalls
irgendwelche erdachten Abkürzungen.

Persönliche Erfahrungen sind durch
nichts zu ersetzen. Weder durch ein Training
oder durch Ausbildung, noch durch Instinkt
oder irgendwelche Vorbilder. All das mag eine
gute Vorbereitung sein, aber Sie
können damit weder die Freuden noch den Schmerz
persönlicher Erfahrungen vorwegnehmen.

In der Zeit, die vor Ihnen liegt, werden
Sie sicher vieles in Frage stellen, von dem Sie
GLAUBTEN, es *bereits* zu wissen.

STOP! 213

Jetzt wollen wir darüber reden, wie Sie die Behandlung ÜBERSTEHEN können.

Sie werden *sehr viel weniger* ängstlich
auf Ihre Krebsbehandlung schauen,
wenn Sie einen Überblick gewonnen haben.

Es gibt KEINE Regeln.

Manche begeisterte Skiläufer nehmen während
ihrer Chemotherapie an wöchentlichen Rennen
teil. Es gibt diese Ausnahmepersonen,
die während der Bestrahlung oder kurz nach
einer Operation weiterarbeiten und ihren Haushalt
schmeißen. ANDERE wiederum brauchen Jahre, um
ihre Routineaufgaben wieder in Angriff zu nehmen.
Und manche schaffen es ÜBERHAUPT NICHT
mehr. Obwohl viele Patienten ein Mut machendes
Vorbild für Unverwüstlichkeit und Elan
abgeben, kann zeitraubender Arbeitsalltag,
finanzieller Druck oder ein anstrengendes
Sportprogramm einen *Heilprozess* erschweren,
der ansonsten viel entspannter verlaufen würde.

STOP! 215

Versuchen Sie sich nicht
mit anderen Patienten zu vergleichen,
ganz einfach, weil Sie deren spezielle
Situation *gar nicht kennen*.

Wir sind alle einzigartige Lebewesen.
Vergleiche können irreführend sein
und könnten Ihren eigenen Fortschritten
in die Quere kommen.

Ein eingebildetes Leiden ist schlimmer als die tatsächliche Krankheit.

– JÜDISCHES SPRICHWORT –

Lernen Sie, auf Ihren Körper zu »hören«,
und fällen Sie dann die Entscheidungen,
die für Sie am besten sind.

Obwohl bei jedem die Behandlung
anders verläuft,
gibt es einige gemeinsame Erfahrungen:

1

Es gibt gute Tage, und

es gibt schlechte Tage.

Wie immer im Leben.

2

Strahlenbehandlung und/oder Chemotherapie *verstärken* sich in ihren Nebenwirkungen immer weiter.

Nach jeder weiteren Behandlung werden Sie langsamer auf die Beine kommen.

3

Am Anfang könnten Sie sich
vielleicht SCHLECHTER fühlen als jetzt,
einfach wegen der Nebenwirkungen
einer aggressiven Behandlungsmethode.
Darauf sollten Sie vorbereitet sein.

Falls das Behandlungsprogramm anschlägt,

WERDEN SIE SICH EINES TAGES
WIEDER BESSER FÜHLEN –

dank der Effizienz dieser Behandlungen
und der weiteren Begleittherapien,
die Ihr Ziel unterstützen.

Zu Beginn der Behandlung wollen Sie
natürlich Ihre üblichen, täglichen Aktivitäten
beibehalten wollen. Doch im Verlauf der Behandlung
könnte sich herausstellen, dass
Sie Ihren Verpflichtungen nicht mehr ohne
irgendeine Art von HILFE nachkommen können.

Besorgungen selbst zu erledigen,
könnte unrealistisch werden, weil das Autofahren,
ja selbst das Warten an einer Bushaltestelle
Ihnen mehr Energie
abverlangt, als Sie aufbringen können.

Wenn Ihr ENERGIESPIEGEL NIEDRIG ist,
brauchen Sie vielleicht sogar jemanden,
der Ihnen beim Anziehen oder Essen hilft.

Die **körperlichen** Einschränkungen
hinzunehmen, wird Ihnen
sicher schwer fallen, aber noch
schlimmer könnten für Sie

die **psychologischen**
Störungen

sein, die durch den Krebs
hervorgerufen werden…

Anhaltende Wut zeigt, dass irgendetwas außer Balance geraten ist. Es gibt ein paar robuste Naturen, die ihre Wut als Motivation einsetzen, andere wiederum lassen sie an Menschen aus, die sie kennen. Viele richten ihre Wut nach innen – doch da wird sie sich VERMUTLICH NICHT von allein verflüchtigen.

Es wird Zeiten geben, in denen
Ihre Selbstachtung sinkt, Sie

Angst,

Konfusion,

Wut,

Schmerz, Frustration, Unwillen,
Furcht und Verzweiflung verspüren.

Ursprünglich waren Sie ein Mensch ohne Krebs.
Jetzt sind Sie ein Mensch mit Krebs.

Vielleicht spielen Ihre Gefühle verrückt.
Sie könnten in eine Identitätskrise
geraten – weil es einen Unterschied zwischen
der Person gibt, die Sie ZUVOR waren,
und der, die Sie JETZT sind. Und weil
Ihre Fähigkeiten, in Ihren bewährten Rollen
zu funktionieren (Elternteil, Hausfrau,
Student, Berufstätiger, Freund, Liebhaber,

wer auch immer
Sie vorher waren),

eingeschränkt sind.

EGAL, WIE VIEL SYMPATHIE die Menschen Ihnen auch entgegenbringen, die Sache ist Ihnen und nicht anderen passiert.

Sie müssen einfach akzeptieren,
dass Ihr Leben anders ist – zumindest jetzt,
vielleicht aber auch von jetzt an.
Außerdem müssen Sie unbedingt große
Veränderungen
Ihrer Lebensweise vornehmen.

Sie sind nicht mehr das, was Sie einmal waren.
Sie fühlen anders und sehen
wahrscheinlich auch anders aus. Ihre Prioritäten
werden sich ändern. Sie werden
ein wesentlich einfacheres Leben führen,
das nicht zum Tempo geschäftiger Leute passt.

Sie werden anders sein
als gesunde Menschen.

**Dass Sie Ihre Grenzen akzeptieren und
Ihre MOMENTANEN Fähigkeiten
neu bestimmen, wird Ihnen dabei helfen,
nicht in Angst und Depressionen zu verfallen.**

Sie können nichts dafür, dass Sie sich
durch eine lebensbedrohliche Krankheit verändern.
Es kann verwirren und Angst machen,
wenn man die Kontrolle verliert.

Wenn Sie sensibel sind, werden Sie lernen,
mit den neuen Einschränkungen zu leben
und versuchen, sich dem anzupassen,
was Sie im Augenblick vermögen.

Das wird zu einer *ständigen* Herausforderung
für Sie werden, denn was Sie machen
oder nicht machen können, wird sich immer
wieder aufs Neue verändern.

Und bitte vergessen Sie eines nicht –

egal, was mit Ihrem Körper
geschieht…

das Wesen Ihres

Geistes und Ihre Persönlichkeit

sind immer noch

SIE SELBST.

John William Waterhouse (1849–1917): *Echo and Narcissus* (Ausschnitt), 1903
Öl auf Leinwand, 109 × 189 cm
© The Walker Gallery, Liverpool
The Board Of Trustees Of The National Museums And Galleries On Merseyside

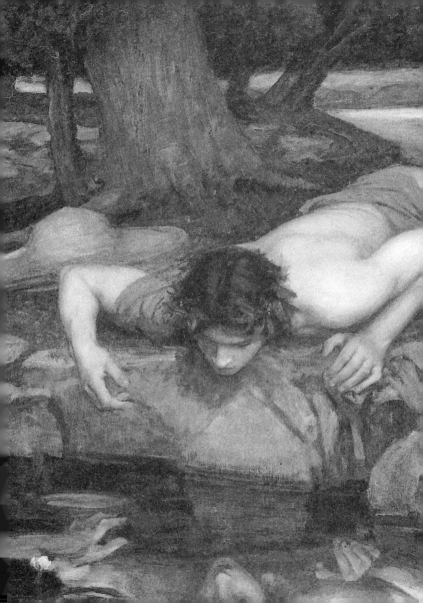

Bemühen Sie sich *hin und wieder* ganz bewusst,
Ihre eigenen emotionalen und
psychologischen Bedürfnisse auszuloten.
Dabei sollten Sie versuchen, realistisch und
mitfühlend gegenüber sich selbst vorzugehen.

Freunde, Familie und Krebs-Selbsthilfegruppen
können Sie mit dem unschätzbaren
Feedback, der Liebe, dem Mitgefühl,
der Ermutigung, dem

Humor

und Antrieb versorgen, die Sie benötigen, um damit
fertig zu werden. Sie würden sich selbst einen
sehr schlechten Dienst erweisen, wenn Sie versuchen
würden, »es alleine durchzustehen«.

Sie sind nicht Ihr Krebs.
Trotzdem könnten Sie bisweilen Schwierigkeiten
haben, sich selbst WIEDER ZU ERKENNEN.

Seien Sie nicht überrascht, wenn Ihr Horizont
SCHRUMPFT. Es ist nur zu
verständlich, wenn sich Ihre neuen Prioritäten
auf das Wesentliche konzentrieren.

Es könnte sein, dass sich *für eine Weile*
Ihre Hauptaktivitäten auf Essen, Schlafen, Baden,
Arzneimittel und Behandlungen,
Testuntersuchungen,
Termine und die laufende Therapie beschränken,
je nachdem, wie gravierend Ihre Krankheit
und Ihr Behandlungsprogramm ist.

Es mag vielleicht banal klingen, aber
ES IST EINE WUNDERBARE HERAUSFORDERUNG,
WENN SIE SICH GANZ EINFACH NUR
UM SICH SELBER KÜMMERN, WENN ES IHNEN
SCHLECHT GEHT.

Bisweilen werden Sie sich
zu krank,   schwach,   ungeduldig,
        ruhelos oder
benebelt fühlen, um zu lesen,   fernzusehen,

am Computer zu sitzen, Radio oder CD
zu hören, zu essen… Ihre Zähne zu putzen,
sich herumzudrehen, zu reden

oder einfach nur… zu lächeln.

Der Kampf um Ihre Gesundheit
und vielleicht Ihr Leben wird für Sie
zum Fulltime-Job werden und sollte
der MITTELPUNKT Ihres Alltags sein.

Ihre Gesundheit –

und letzten Endes Ihr Leben –

ist das, von dem

alles

andere abhängt.

Eine solche Tagesordnung ist von großer Bedeutung.

Ihre persönlichen Bedürfnisse
müssen an erster Stelle stehen, auch wenn
Sie das vielleicht nicht gewohnt sind.

*Natürlich machen das
manche Leute ohnehin, aber das ist
eine ganz andere Geschichte.*

Obwohl sich Ihre Verhaltensweisen
möglicherweise verändern werden
(sehr oft zum Besseren), dürfen Sie auf dem
Weg keinesfalls Ihr »Selbst« verlieren.

Die Herausforderung, wieder ganz gesund zu
werden, ist eine sehr schwere, deshalb sollten
Sie nachsichtig mit sich selbst sein.

Vergeben Sie sich immer wieder

aufs Neue – *so oft, wie es eben nötig ist.*
Auch wenn Sie sich noch so sehr bemühen,
könnte es passieren, dass Sie sich auf eine Art
und Weise verhalten, die Ihnen nicht gefällt.

Das ist *absolut normal.*
Wie jedem anderen auch, steht es Ihnen
zu, Ihre Frustrationen loszuwerden.

»Wahrscheinlich ist das EINZIG Unverzeihliche, nicht zu verzeihen.«

DR. MICHAEL HARLOS – *Chefarzt für Palliativmedizin und Lehrbeauftragter*

STOP! 233

TIPP: Man behandelt Sie wahrscheinlich (allerdings nicht garantiert) gut, wenn Sie mit ANDEREN voller Rücksicht und Respekt umgehen.

Jegliche Art von Stress, Sorge und Schmerz, unter dem Sie leiden, könnte sich *übel* auf Ihre Laune auswirken. Sie könnten reizbar, egozentrisch, voller Selbstmitleid oder zutiefst depressiv werden. Manchmal könnte es sein, dass Sie Ihren Krebs als Waffe gegen andere einsetzen.

Wenn Ihre Gefühle überkochen, dann denken Sie daran, dass Ihre Krebserkrankung viele Menschen beeinträchtigt. ALLE versuchen auf Ihre Weise so gut wie möglich damit umzugehen – *denn es gibt kein vorgefertigtes Drehbuch dafür.*

Seien Sie gut zu sich selbst, aber versuchen Sie auch *bewusst* zu anderen in Ihrer Nähe freundlich zu sein. Diese Prüfung ist für ALLE schwer.

Versuchen Sie ein Gleichgewicht
zwischen Selbstkonzentration
und Besessenheit zu finden.

Es kann ganz schnell passieren,
dass sich Ihre Gedanken NUR NOCH um Ihre
Krankheit drehen, wenn Sie das zulassen.

Lassen Sie es nicht zu.
Natürlich werden Sie alles tun, was in
Ihrer Macht steht, um wieder gesund
zu werden, aber ganz bestimmt wollen Sie nicht
auf Ihre Rolle als *»Krebspatient«* beschränkt
werden, wenn Sie Ihr Lebensfazit ziehen.

Wenn Sie sich REGELMÄSSIG von anderen Menschen zurückziehen, dann bleibt Ihnen genug Zeit, um Ihre Batterien wieder aufzuladen, zu meditieren, Musik zu hören oder einfach nur ZU SEIN.

Strengen Sie sich trotzdem an, den Kontakt mit Ihrer Außenwelt aufrechtzuerhalten.

Wenn Sie sich permanent zurückziehen, werden Sie zu einem langweiligen Krebskranken (was ebenso verständlich wie verzeihlich ist),

doch zudem VERLIEREN Sie damit auch Ihre persönliche Kraft.

Irgendwann einmal wird für die anderen Ihre Krebsdiagnose nicht mehr so schockierend sein. DAS IST AUCH GUT SO. Sie akzeptieren es. Und sie passen sich an.

NATÜRLICH GEHT ES UM SIE.
Ihr Leben ist für Sie und alle wichtig,
die Sie mögen. Trotzdem könnte es
Ihnen bisweilen geradezu bizarr erscheinen,
dass die ganz banalen Dinge
des Lebens *trotz Ihres schmerzhaften
Lebenskampfes* einfach weitergehen.

Die Kinder müssen weiterhin von der Schule
abgeholt werden, Freunde müssen kurzfristig
Besuche absagen, weil sie zum Zahnarzt oder
auf Dienstreise müssen, auf Partys,
Konzerte und zum Einkaufen gehen.

Mit anderen Worten, die anderen werden
einfach IHR normales Leben weiterführen.

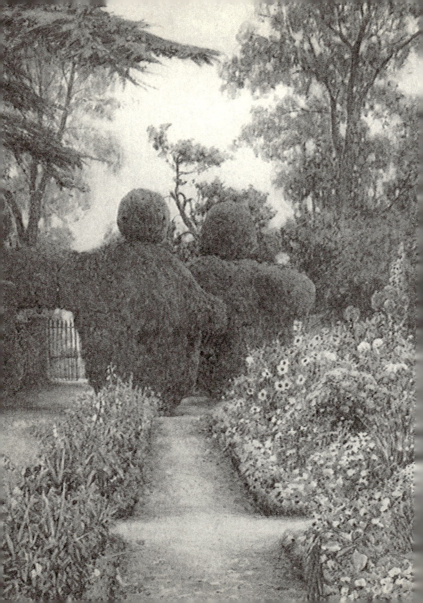

Die Welt kommt nicht zum Stillstand,
nur weil Sie Krebs haben. Möglicherweise
befinden Sie sich in einer lebensbedrohlichen
Situation, trotzdem geht das Leben weiter,
auch wenn Ihnen das gefühllos erscheinen mag.

Manchmal werden auch Sie eine
RIGOROSE PAUSE VON ALLEM, WAS MIT KREBS
ZU TUN HAT, nötig haben. In diesen Phasen
sollten Sie unbedingt versuchen, etwas zu unternehmen,
damit Sie *alles vergessen, was »damit« zu tun hat.*

Unternehmen Sie einfach etwas ganz

Normales,

etwas, das Sie glücklich macht.

Ernest Arthur Rowe (d. 1922): *The Gardens Of Campsea Ash* (Ausschnitt)
Wasserfarben, 30,5 × 47,5 cm
Privatsammlung

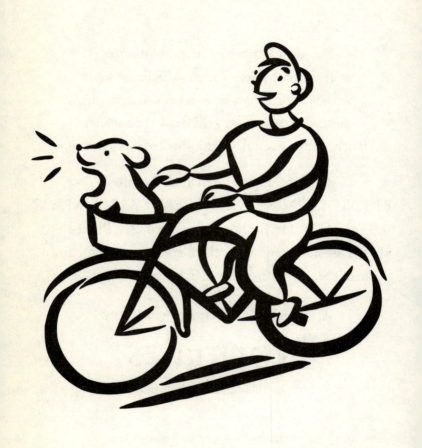

Ich KANN mich
an Zeiten in meinem
Leben erinnern, in denen
ich *gesund*
und glücklich war.

– AFFIRMATION –

Laura Wallace: *Junge auf dem Fahrrad,* 1991
Tinte auf Mylar (Kunststoffleinwand auf Aluminium-Basis)
© Laura Wallace
Mit freundlicher Genehmigung der Canada Mortage and Housing Corporation, Granville
Island

ICH HABE ALLES SATT, WAS MIT
MEINEM KREBS ZU TUN HAT.

ES WIRD DIE ZEIT KOMMEN,
in der Sie wieder in der Lage sind, nach vorn zu
blicken. Sie werden irgendwann Ihre Krebsdiagnose
als einen Teil Ihres Lebens akzeptieren –
aber nicht als Ihr ganzes Leben.

Es macht mich krank,

krank zu sein!

Sobald dies eintritt, sind Sie bereit, *wieder* zu leben.

Gewinn

Hat man sein Warum

des Lebens, so verträgt man

sich fast mit jedem Wie.

FRIEDRICH NIETZSCHE

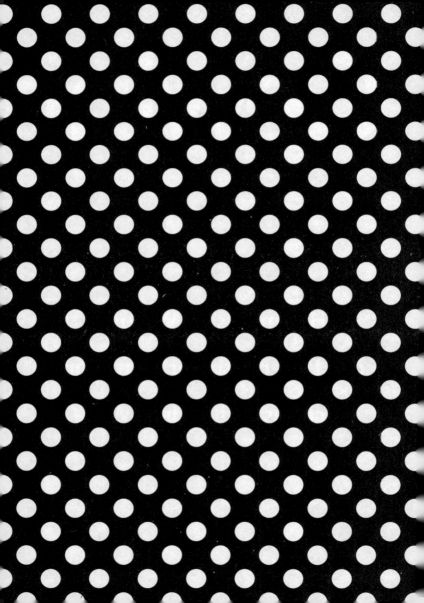

Wenn *der Tod*
an deine Tür *klopft*,
ist es höchste Zeit,
dein Leben zu

überdenken.

Trauen Sie sich?

DIE EICHE UND DIE WEIDE

In einem Streite, den eine Eiche mit einer Weide hatte,

warf die Eiche dieser vor, dass sie so schwach und wankend sei und

dem geringsten Winde nachgäbe; sie hingegen, die Eiche,

verlache den heftigsten Sturmwind und halte es sich für eine Schande,

ihren Gipfel nur im Geringsten vor ihm zu beugen.

Kurze Zeit nach diesem Streite entstand ein entsetzlicher Sturm;

die Weide beugte sich, so oft der Wind auf sie stieß,

und richtete sich jedes Mal unbeschädigt wieder auf; die Eiche

aber wollte dem Wirbelwinde starr und unbewegt Trotz

bieten und ward mitsamt den Wurzeln aus dem Erdreiche gerissen.

– ÄSOP –

Äsopische Fabeln in der Übersetzung von Samuel Richardson und G. E. Lessing

Sie könnten jetzt
beginnen.

Als Erstes sollten Sie sich klar machen,
dass es keine richtige oder falsche Reaktion
auf Ihre Krebsdiagnose gibt.
Sie haben Ihre persönlichen Bedürfnisse
und einen eigenen Lebensstil.
Jede Entscheidung, wie Sie mit Ihrer Diagnose
umgehen wollen, ist richtig für Sie.

Hören Sie ganz genau auf sich
selbst, denn Ihre Gefühle sind STETS
begründet – selbst wenn diese Gefühle nicht
immer den Erwartungen anderer entsprechen.

Denn schließlich reden wir hier
über IHR LEBEN. Die Wahrheit ist,
dass Sie Ihren Weg gehen müssen.

FRAGE

Was stellt dieser Tintenklecks dar?

ANTWORT

Alles, was Sie darin sehen wollen.

Linda Maria Holmes: *Erkenne den Tintenklecks,* 1999
Tinte auf Pergament, 9,5 × 20 cm
© Linda Holmes

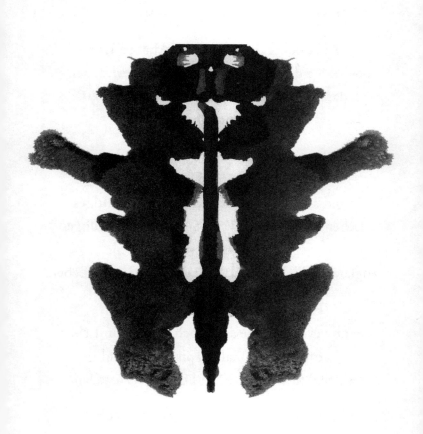

Bedeutung: Wichtigkeit, Vorhaben

Angesichts Ihrer augenblicklichen Lage
wird Sie die Nachricht vielleicht überraschen,
dass Krebs auch mehrere Vorteile
mit sich bringt.

Herausforderungen, Konfrontationen, Versuchen,
Versagen, Lernen und *sogar das Leiden*
sind allesamt Aspekte, die ein reichhaltiges
Leben ausmachen. Wenn Sie diese Erfahrungen
wegnehmen, dann verbannen Sie
zugleich jegliche Bedeutung aus Ihrem Leben.

Falls Ihnen das unsinnig erscheint,
dann versuchen Sie sich doch einmal ein Leben
ohne emotionales, spirituelles und
intellektuelles Wachstum vorzustellen.

WAS FÜR EIN Leben wäre das wohl?

Es könnte Ihnen schwer fallen
oder gar UNMÖGLICH erscheinen, die tatsächliche
Bedeutung von Schmerz und Leid zu verstehen.
Aber vielleicht hilft Ihnen dabei Folgendes.

Es sind die Worte eines mutigen, jungen Mannes,
dem viele von uns – mit gemischten Gefühlen
aus Schrecken, Mitgefühl und Bewunderung –
zugesehen haben, wie er in aller Öffentlichkeit
bei seinem Marathon der Hoffnung*
gegen den Krebs angekämpft hat.

»Der Schmerz war da, aber er hat nicht gezählt. Doch genau er
war es, was eine Menge Leute sehen konnten. Was sie nicht sehen
konnten, war das **Positive,** was ich daraus für mich gezogen habe.«

TERRY FOX – Krebslegende und internationaler Held

---

* Auf diese bemerkenswerte Geschichte werden wir später noch eingehen.

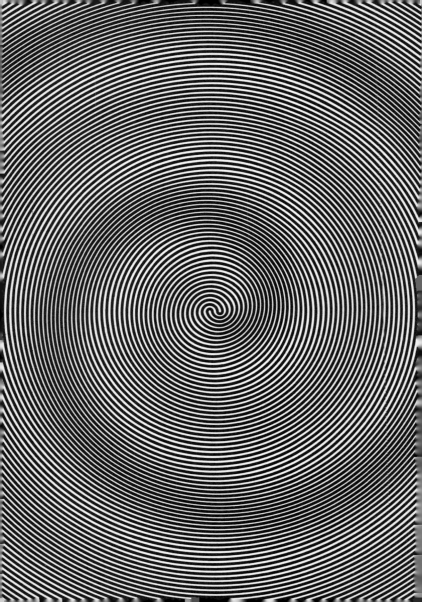

GEWINN DURCH KREBS NR. 1

Ein Weckruf

Ihre tägliche Routine wird unterbrochen.
PLÖTZLICH geraten Sie in einen
Zustand der Hyper-Aufmerksamkeit.

Man kann dieses faszinierende Muster auf vielfältige Weise betrachten. Eine einfache
Methode ist, ins Zentrum des Bildes zu starren, während man die Buchseite in die eine
oder andere Richtung neigt.
Aus *Visual Illusions in Motion with Moiré Screens* von Craig Cassin
Mit freundlicher Genehmigung der Dover Publications Inc, New York

WER KONNTE DAS AHNEN?

Nach allem, was
ich unternommen habe,
sind für mich die
Beziehungen
zu den Menschen,
die ich liebe,
am WICHTIGSTEN.

GEWINN DURCH KREBS NR. 2

Ein klarer Weitblick

Da für Sie Zeit und Energie
sehr wertvoll sind, werden Sie
bald erkennen, WER und WAS
wirklich wichtig ist

in Ihrem Leben.

DER ALLERHÖCHSTE TRUMPF?

Es
tut mir Leid,
aber heute
kann ich
meine Erbsen
einfach
nicht essen!

GEWINN DURCH KREBS NR. 3

Eine zeitweilige Atempause

Jetzt können Sie sich eine *legitime* Auszeit
von der geschäftigen Welt nehmen.
Für eine kurze Zeitspanne wird man Ihnen
ALLE äußeren Verpflichtungen
ohne irgendwelche Fragen abnehmen.

Man wird Ihnen FAST alles verzeihen.

WAS IST DER PREIS DAFÜR, GESUND ZU SEIN?

Mir gefällt es, dass ich eine Sonderbehandlung genieße, und ich fühle mich **vernachlässigt,** wenn man sie mir NICHT zukommen lässt.

GEWINN DURCH KREBS NR.4

Jede Menge Aufmerksamkeit

Energie, Mitgefühl und Gebete
werden Ihnen aus ZAHLREICHEN QUELLEN
zufließen – von Ihren Betreuern
im Gesundheitswesen, Freunden,
der Familie, Kollegen, Feinden, Bekannten,
ja sogar von Fremden.

WARUM NICHT?

Ich habe
absolut
NICHTS
zu verlieren
und
alles
zu gewinnen.

GEWINN DURCH KREBS NR. 5

Eine zweite Chance

Indem sich Ihre Prioritäten verändern,
bekommen Sie die Chance,
ab jetzt einige Dinge
ANDERS zu machen.

Natürlich nur, wenn Sie das wollen.

ICH KÖNNTE SOGAR GEFALLEN DARAN FINDEN

Ich habe
an mir
Dinge
wieder entdeckt,
die ich
schon LÄNGST
vergessen hatte.

GEWINN DURCH KREBS NR. 6

Zeit für sich selbst

Die meisten denken nicht gerade an Krebs,
wenn Sie das Gefühl haben,
dass Sie ein bisschen Zeit für sich
selbst nötig hätten.

Doch jetzt bekommen Sie die große Chance,
Ihren GEIST und Ihren KÖRPER
so gut wie noch nie kennen zu lernen.

NUR FÜR JENE, DIE NOCH ZWEIFEL HEGEN
Falls Sie IMMER noch nicht davon überzeugt sind, dass Ihre Krebsdiagnose auch gewisse
Vorteile mit sich bringt, VERGESSEN SIE DAS GANZE ERST EINMAL. Vielleicht werden Sie
irgendwann über diese ganz konkreten und unerwarteten Vorzüge nachdenken.

Vorzüge oder nicht, ein Leben mit Krebs ist ein

permanenter Prozess

des Probierens, Lernens und Wiederverlernens.

Die FOLGENDEN REGELN werden Ihnen helfen,
damit klarzukommen:

1. Machen Sie EINEN Schritt nach dem anderen.
2. Machen Sie NICHTS Übereiltes.
3. Gestalten Sie alles so EINFACH wie möglich.

Hier ist zum Beispiel eine ganz einfache Frage…

Wollen Sie

KREISEN SIE EINE ANTWORT EIN

A **Ja**

B **Nur, wenn …**

C **Nein**

D **Vielleicht**

E **Ich weiß nicht …**

leben?

Das ist eine GANZ WICHTIGE Frage,
und es ist durchaus möglich,
dass Ihnen niemand diese Frage direkt
stellen wird.

Natürlich werden alle automatisch
davon ausgehen, dass Sie leben wollen.

DER ALTE MANN UND DER TOD

Ein alter Mann war, unter einer schweren Last

von Reisigbündeln, einen ziemlichen Weg fortgeschlichen,

endlich aber ward er so müde und verdrüsslich,

dass er seine Last abwarf und dem Tode rief, ihn von diesem

elenden Leben zu befreien. Der Tod erschien

sogleich auf seinen Ruf und fragte ihn, was er verlange?

O, ich bitte, lieber Herr, sagte der Alte,

der über die plötzliche Bereitwilligkeit des Todes erschrak,

tut mir die Liebe und helft mir, meine Reisigbündel wieder

auf den Rücken zu nehmen.

– ÄSOP –

Äsopische Fabeln in der Übersetzung von Samuel Richardson und G. E. Lessing

Gönnen Sie sich Ruhezeiten, in denen
Sie sich auf das konzentrieren, was in
Ihrem KOPF und in Ihrem HERZEN
vor sich geht.

Welche Dinge machen IHR Leben
wirklich lebenswert? Denken Sie darüber nach,
und antworten Sie *erst dann* tief
aus Ihrem Herzen.

Und abermals die Frage:

WOLLEN SIE LEBEN?

Vielleicht kommt die Antwort klar und laut,
möglicherweise entspricht Sie Ihrer Lage,
vielleicht haben Sie keine … noch nicht.

Und selbst wenn Sie eine haben,
könnte sich auch DAS wieder ändern.

Vermutlich platzt Ihnen fast der Kopf
aufgrund der widersprüchlichen Gedanken...

Ich möchte leben.

Ich verlange eine Garantie,
dass ich wieder gesund werde.

Jetzt ist sowieso schon alles egal.

Für was lebe ich eigentlich noch?

Meine Familie braucht mich.

Wen interessiert das schon?

Ich muss noch einige Dinge regeln.

Es ist hoffnungslos.

Ich möchte mich damit nicht beschäftigen.

Ich möchte nicht leiden.

Was für eine Erleichterung.

Ich werde dieses Ding besiegen.

»Es liegt in Gottes Hand.«
»Ich werde euch verlassen.«
»Lass uns nicht im Stich.«

»Ich brauche euch.«

»Gemeinsam können wir es schaffen.«

Hier ist eine weitere Frage für Sie.

Wenn Sie an die Herausforderungen des Lebens
denken, und daran, dass es keinerlei
Garantie für Ihre Genesung gibt (insbesondere,
wenn Ihre Prognose schlecht ist),

wäre es dann für Sie einfacher zu leben

oder

wäre es einfacher für Sie zu sterben?

Bei manchen von uns ist es nicht die Freude am Leben, sondern die Angst vor dem Tod – dem Nichts, dem Nichtsein, dem Unbekannten –, die uns vom Sterben abhält. Manchmal ist es ganz einfach nur die Angst vor dem Alleinsein.

Solange wir gesund sind, vergessen wir oft, an welch dünnem Faden unser Leben eigentlich hängt. Fast alle Menschen sterben, wenn sie drei Minuten lang ohne Sauerstoff oder fünf Tage lang ohne Wasser sind.

Normalerweise WOLLEN wir weiterleben.

Sobald wir mit einer lebensbedrohlichen Krankheit konfrontiert werden, treibt uns eine angeborene Willenskraft an, weiterzuleben – selbst wenn unser Bewusstsein noch unschlüssig ist.

Manche Menschen behaupten, dass sie lieber sterben oder sich sogar lieber umbringen würden, als mit einer Erkrankung zu leben. Doch im Allgemeinen wird so etwas nur dann behauptet, BEVOR man mit einer Diagnose konfrontiert wird – DIE EINSTELLUNG DAZU KANN UND WIRD SICH DRAMATISCH VER-ÄNDERN, wenn die Lebenszeit plötzlich begrenzt ist.

Vielleicht entscheiden Sie sich ganz schnell und selbstverständlich dafür, um Ihr Leben zu kämpfen. *Vielleicht auch nicht.*

Wenn Sie GANZ BEWUSST Ihren Gefühlen auf den Grund gehen, könnten Sie über sich selbst ins Staunen geraten.

Die Entscheidung, für das Leben zu kämpfen, ist NICHT für jeden selbstverständlich. Jeder, der mit seiner eigenen Sterblichkeit konfrontiert wird, hat seine persönliche Meinung, wenn es um die Frage geht, ob es eine größere Herausforderung ist,

zu leben oder zu sterben.

Es gibt Menschen, die trotz einer schweren Erkrankung ein erfülltes, reiches und sinnvolles Leben führen. Sie akzeptieren einfach, dass IHR LEBEN SO IST, WIE ES EBEN IST, und sind dankbar für die kostbare Zeit, die Ihnen zur Verfügung steht.

Falls Sie mit einer sehr schlechten Prognose leben müssen, sind Sie vielleicht der Meinung, dass es einfacher für Sie wäre zu sterben, als das Weiterleben zu versuchen. Auf jeden Fall müssten Sie dann weniger machen. Sehr viel weniger.

In der Tat ist es so, dass sich Ihr Zustand sehr schnell verschlechtern wird, wenn Sie

überhaupt nichts

unternehmen.

Wenn Sie sich körperlich schwach fühlen, könnten Sie das Gefühl haben, dass eine Wiedergenesung weit über Ihre körperlichen und geistigen Kräfte geht.

Und Sie könnten damit Recht haben.

Vielleicht beschließen Sie jetzt:

»Ich drehe mich einfach um
und schau zur Wand.«

Passivität ist ein machtvolles Werkzeug,
das Sie in die Lage versetzt,
insgeheim Ihr »SCHICKSAL« zu akzeptieren,
ohne großartig um Ihr Leben zu kämpfen.

Wer »AUFGIBT«, setzt möglicherweise
eine ganze Reihe von Ereignissen in Bewegung,
die ihn dem Tod näher bringt.

Und das funktioniert folgendermaßen:

Trotz aller Anstrengungen um Sie herum,
Sie mit einzubeziehen und aufzubauen,
ziehen Sie sich bewusst oder auch unbewusst
von der Welt zurück.

Der **Rückzug** ist eine beliebte
und gnädige Verhaltensweise, um mit etwas
fertig zu werden, insbesondere dann, wenn man
ernsthaft erkrankt und DEPRIMIERT ist.

»Atme weiter. Wer weiß,
ob das Leben nicht bald schon wieder lebenswert ist.«

– ANONYMER GRAFFITI-AUTOR –

Off the Wall: Graffiti For the Soul

Sie könnten natürlich gute Gründe dafür haben.

Ich möchte keinem zur Last fallen.

Man wird mich für schwach halten.

Man wird mich abschreiben.

Weil ich nicht weiß, was ich machen soll,
verkrieche ich mich.

Ich brauche Zeit zum Nachdenken.

Ich verkrieche mich und kehre triumphierend zurück.

Ich kann darüber einfach noch nicht reden.

Es ist mir einfach egal.

Ich bin erschöpft und brauche meine Energie.

Das ist meine ganz private Zeit.

Ich möchte kein Mitleid.

Ich finde keine Arbeit mehr, wenn man das
herausfindet.

Ich werde zu einer Belastung.

**Wenn ich es ignoriere, wird es von allein
verschwinden.**

Ich habe Angst.

Eigentlich interessiert es keinen.

Es gibt nichts Lebenswertes in meinem Leben.

Ich werde sowieso sterben…

Wenn Sie anderen IMMER WIEDER mit »NEIN«
antworten und sich permanent von den anderen
abkapseln, werden sich diese verständlicherweise
nicht mehr so anstrengen, und Sie nicht
mehr so oft in Ihre Pläne mit einbeziehen.
Und irgendwann werden alle ihr Leben so weiterleben,
als ob Sie überhaupt nicht existieren würden.

Falls Ihnen das passiert, könnten Sie sehr
schnell den Kontakt zu weltlichen Dingen verlieren
und sich von der Wirklichkeit entfernen.

Sie könnten das Gefühl bekommen,
dass Ihr Leben weniger wichtig geworden ist
als das von anderen, weil Sie kein
»NORMALER« (gesunder) Mensch mehr sind.

M. C. Escher (1898–1972): *Symmetry Drawing E63 Pessimist-Optimist* (Ausschnitt), 1944
Bleistift und Tusche, 18,2 × 28,4 cm
© 2001 Cordon Art B.V. – Baarn-Holland. All rights reserved

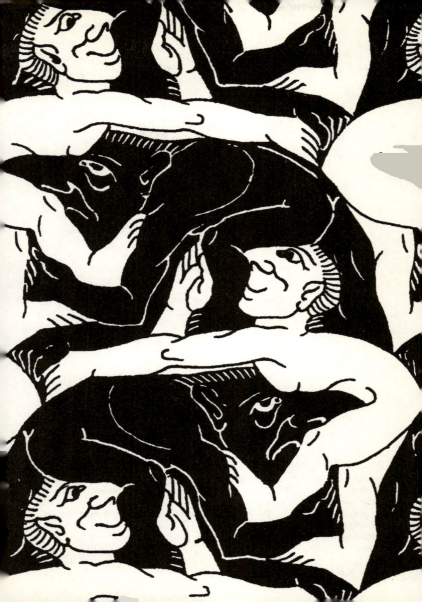

Sie könnten sich allein
und einsam fühlen.

Das ist für mich die schönste
und traurigste Landschaft der Welt.

– ANTOINE DE SAINT-EXUPÉRY –

Der Kleine Prinz

Jean Guichard: *La Jument* (Ausschnitt), 1989
Finistère (Das Ende der Welt), in der Bretagne, Frankreich. Der Leuchtturm befindet sich
in der Nähe der Insel Quessant.
Bei den Matrosen heißt es: »Qui voit Quessant, voit son sang.« »Wer Quessant erblickt,
der sieht sein eigenes Blut.«
Farbfotografie
© 1999 Jean Guichard

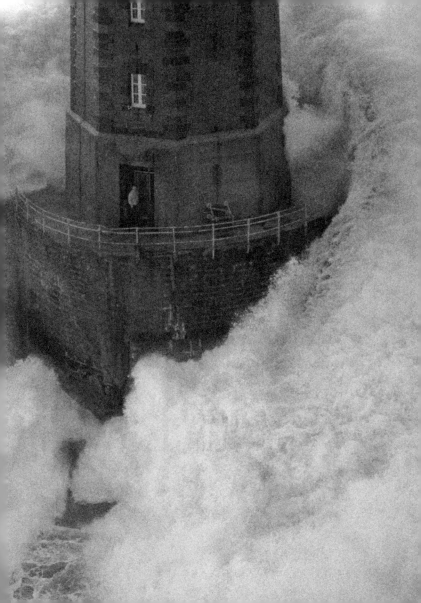

Stoizismus: Philosophie der Stoiker, einer Schule der antiken griechischen Philosophie, die das Streben nach Tugend als das höchste Gut betrachtete, und deren Lehre vorschrieb, die eigenen Gefühle und Leidenschaften unter Kontrolle zu halten.

Es ist ganz natürlich, dass Sie ein Maß an WÜRDE bewahren wollen. Sehr viele Dinge, die um Sie herum geschehen, liegen außerhalb Ihrer Kontrolle. Nichtsdestotrotz könnte Sie der »Stoiker« in Ihnen dazu bewegen, über den Unterschied zwischen

der Kontrolle Ihrer eigenen Gefühle
(was gesund ist) und

der Unterdrückung der eigenen Gefühle
(was weniger gesund ist) nachzudenken.

Nur Löwen

Stoizismus ist eine Reaktion auf Ihre Diagnose,
die Ihrer Persönlichkeit entsprechen könnte,
aber Sie sollten versuchen, »Märtyrerdasein«
als Dauerzustand zu vermeiden.

mögen Märtyrer.

– UNBEKANNT –

Sterblichkeit: Beschaffenheit von allem, was zum Gegenstand des Todes wird; der zwangsläufige Kreislauf aller Lebensformen.

Es ist vollkommen normal,

wenn Sie manchmal keine Lust haben
weiterzukämpfen, aber wenn Sie sich anstrengen,
schaffen Sie es innerhalb von wenigen
Tagen oder Wochen, darüber hinwegzukommen.

Es könnte, muss aber nicht sein, dass
Sie die Erkenntnis Ihrer eigenen Sterblichkeit
in tiefe Depressionen stürzt.

Nichtsdestotrotz ist die Sterblichkeit
ein natürlicher Teil
des Lebens – wir werden ALLE einmal sterben.

Als man sie auf ihr hohes Alter ansprach,
antwortete Jeanne-Louise Calment einfach:
»Der liebe Gott hat mich wohl vergessen.«

Aber er hatte wohl doch nicht.

Jeanne-Louise Calment wurde am 21. Februar 1875
in Frankreich geboren.

Als (statistisch erfasst) ältester Mensch der Welt
lebte sie glücklich 122 Jahre.

Und DANN?

Sie starb – wie jeder andere Mensch auch.

Versuchen Sie erst gar nicht ewig zu leben.

Sie werden es nicht schaffen.

– GEORGE BERNARD SHAW –

Das Dilemma des Arztes

Sie sollten mit den Menschen, die Sie nicht vorverurteilen, ehrlich **darüber reden,** welche Gefühle Sie bei dem Gedanken an das Leben und den Tod bewegen.

Suchen Sie jemanden, dem Sie vertrauen.

Vielleicht fällt es Ihren Lieben schwer, Ihre Gedanken an den Tod zu akzeptieren, ohne traurig oder wütend zu werden, sich verraten oder verlassen zu fühlen. Es könnte für Sie eine große Hilfe sein, mit Gleichgesinnten in einer Selbsthilfegruppe zu reden oder mit Therapeuten, denen IHR WOHLWOLLEN am Herzen liegt und die Sie mit Ihrer Offenheit weder verletzen noch verängstigen.

Natürlich kann es sein, dass Ihnen
in dem Moment, in dem Sie sich über Ihre
Diagnose genau informieren und Ihre
Überzeugungen ganz ehrlich überprüfen, zutiefst
und nachhaltig bewusst wird, dass Ihnen nur
noch eine begrenzte Zeit zur Verfügung steht.

Vielleicht sind Sie bereit,
sich auf den Tod vorzubereiten. Viele haben
diesen Weg gewählt.

Ich habe alles, wofür ich auf diese Welt gekommen bin, erledigt,
und bin nun bereit zu gehen.

– C.S. LEWIS –

UMSEITIG
Ansel Adams (1902–1984): *Aspens, Northern New Mexico*, 1958
Schwarzweißfotografie, 200 × 750 cm
© Corbis/The Trustees of the Ansel Adams Publishing Rights Trust

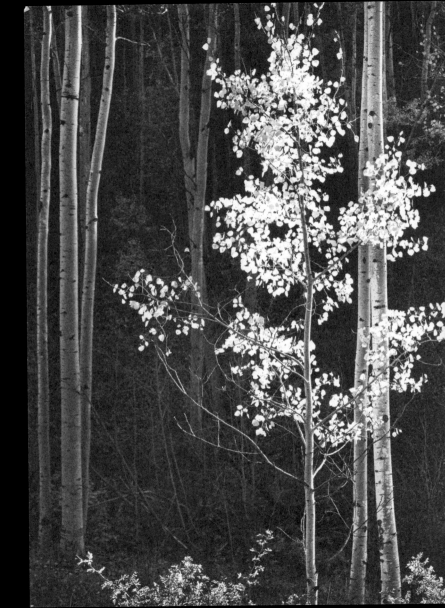

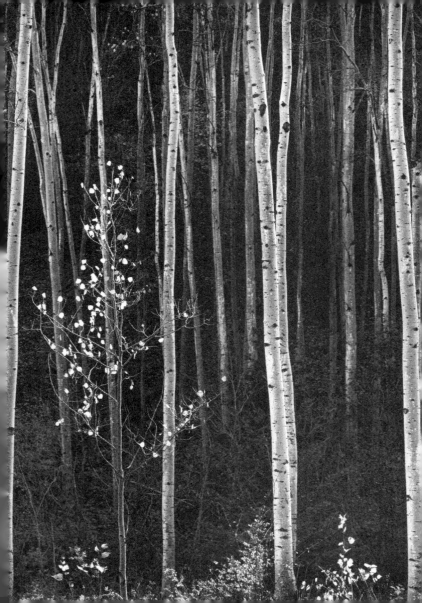

Die meisten werden Ihre
Entscheidung respektieren,
dass Sie nicht mehr weiterkämpfen, sondern
einfach nur sterben wollen – *je früher,
desto besser* – und mit einer gewissen Würde,
bevor es sich in die Länge zieht.

Aber wahrscheinlich nicht *alle*.

Einige werden Sie *nicht so ohne weiteres* gehen lassen.

Die Energie, die Ihnen andere durch ihre
Freundlichkeit, Liebe, ihren Glauben, ihre Gebete,
Hoffnung und ihr Vertrauen spenden,
könnten Ihnen in den Phasen viel Kraft geben,
wenn Ihre eigenen Ressourcen erschöpft sind
(das erkennen Sie, weil Sie es spüren werden).

Optimismus und Glaube sind starke und
kraftvolle Verbündete, wenn man wieder gesund
werden will. Der LEBENSWILLE aber
muss von demjenigen
ausgehen, dessen Leben in Gefahr ist.

Und das wären SIE.

Um eine echte Chance zu bekommen,
müssen Sie leben wollen.

Wenn Sie aber nicht leben wollen ...

Ron Sangha: *Brennende Kerzen* (Burning Candles), um 1994
Farbfoto
Original Art Direction: Kiky Kambylis/Letterbox
© Ron Sangha/Tony Stone Images, Vancouver

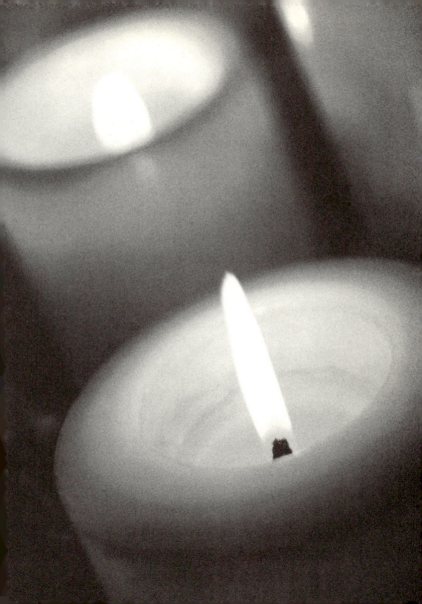

Sie können
immer den Entschluss fassen,
loszulassen.

Sie selbst sind Ihr bester Ratgeber.

– CICERO –

Ad Atticum

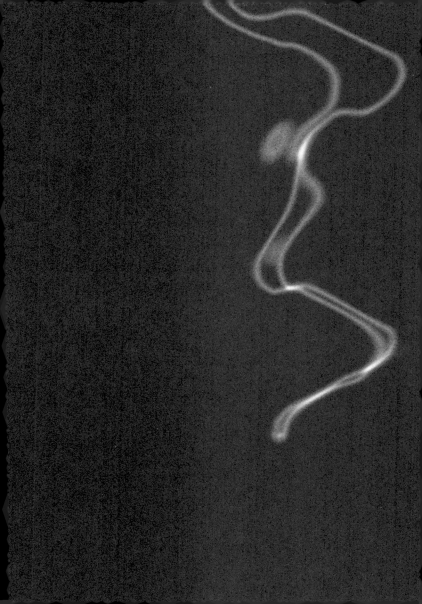

Hören Sie auf Ihren KOPF und Ihr HERZ.
Falls Sie sich auf ehrliche,
ruhige und vernünftige Weise dafür entscheiden,
dass Sie nicht mehr länger leben wollen,

ist das Ihr gutes Recht.

Dann sollten Sie Ihr restliches Leben
nach Ihren eigenen Regeln leben,
mit einem Minimum an Schmerzen, und umgeben
von jenen, die sich um Sie sorgen.

Wir wissen, dass wir schon bald nicht mehr
unser Leben mit anderen teilen werden, aber wir können
weiterhin füreinander das sein, was wir bislang
füreinander waren – und auch das,
was wir wollten und wobei wir versagt haben.

– DR. ADRIAAN VERWOERDT –

Der Umgang mit Todkranken
(Communication with the Fatally III)

*Übrigens, nur für den Fall, dass man
Ihnen die folgenden Worte bei der Geburt
nicht ins Ohr geflüstert hat,
oder für den Fall, dass man es getan hat,
Sie es aber im Laufe der Zeit einfach vergessen
haben – denken Sie bitte an Folgendes.*

Nutzen Sie Ihre Zeit

sinnvoll...

*... und wenn dann die Zeit für Sie
gekommen ist, wissen Sie, dass Sie
in Frieden ruhen können.*

In der Zwischenzeit,

in der Sie von einem Tag auf den anderen leben ...

wird Ihnen womöglich klar, dass es
noch etliche Dinge gibt – *vielleicht sogar
eine ganze Menge Dinge* –, die Sie zu
Ende bringen müssen, um Ihr Leben abzurunden.

Und ehe Sie sich versehen, *könnten
Sie sogar eine Menge neuer Dinge entdecken,*
die Sie noch vom Leben erwarten ...

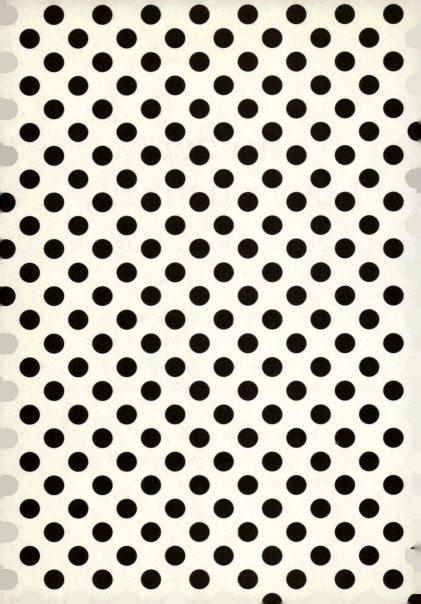

LOS!

Bete zu Gott,

aber rudere ans Ufer.

RUSSISCHES SPRICHWORT

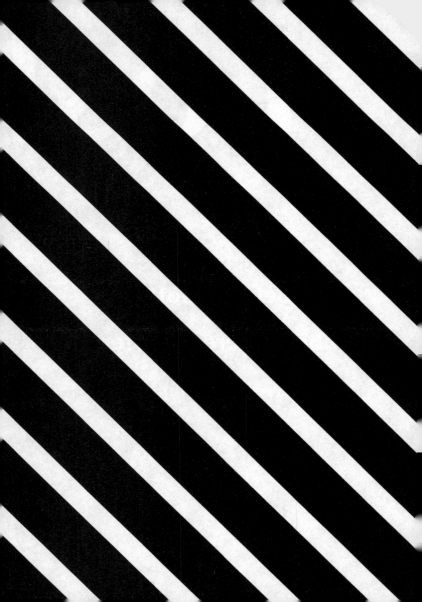

Was jetzt folgt,
ist eine Einladung
für Sie, Ihr
restliches Leben
gut
zu leben.

Wenn Sie so wie die meisten Menschen sind,

haben Sie bis jetzt wahrscheinlich eine Menge
Fehler in Ihrem Leben gemacht.
Wir alle bedauern bestimmte Dinge oder
erkennen zumindest, dass wir das eine oder andere
auch hätten anders machen können.

Sollten Sie jedoch ganz ehrlich zu den
Entscheidungen stehen können,
die Sie in Ihrem Leben gefällt
haben, dann wird Ihnen das Sterben – auch
wenn es Ihren HINTERBLIEBENEN Trauer
und Enttäuschung bereiten wird –

sehr viel leichter fallen.

In Frieden zu sterben,
WANN IMMER auch Ihre Zeit kommt,
ist ein lohnendes Ziel.

Und es beginnt damit,

dass Sie in Frieden leben.

Somit könnte Krebs – wie auch jede
andere lebensbedrohliche Erfahrung –
Ihr Leben bereichern.

Eine Krankheit kann Ihnen sowohl die
MÖGLICHKEIT als auch den ANSPORN
liefern, den Sie vielleicht brauchen,
um Ihr Leben in Ordnung zu bringen.

Heilung: wieder genesen oder gesund werden.

Diesen Entschluss nennt man Heilung.
Über diesen Begriff werden Sie noch mehr erfahren.
Heilung hat eher mit

Liebe (sich selbst akzeptieren),

Zufriedenheit (man ist mit dem Leben,
das man führt, zufrieden),

und Frieden (die eigene Sterblichkeit akzeptieren)
zu tun, als mit irgendeiner offiziellen Erklärung
über eine körperliche GENESUNG.

»Ich werde an Krebs sterben, aber ich werde
als ein gesunder Mensch sterben.«

VERN – ein Krebspatient

Es ist ein universelles Bedürfnis –
und eine ständige Suche –
BEDEUTUNG und BALANCE im Leben
zu finden.

Durch **das Schreckgespenst
des Todes** (Krebs)
wird es plötzlich zwingend, die Prioritäten
genau festzulegen.

Der Krebs unterbricht Ihre täglichen Aktivitäten
und zwingt Sie, sich Ihr Leben ganz genau

anzusehen.

Mit Sicherheit wird Sie diese Einsicht

einmal wie ein **Blitz** treffen …

Für einen kurzen Augenblick wird
die Zeit stillstehen. Sie wird wieder einsetzen,
aber von da an wird sie für Sie
nicht mehr diese absolute Gewissheit haben,
weil Sie einen **flüchtigen Blick**
auf Ihre Sterblichkeit erhascht haben.

Es ist durchaus möglich, dass sich Ihre Wahrnehmung
tiefgreifend verändert. Während Sie nämlich
davon ausgehen, dass Ihr Leben zu zerrinnen beginnt,
ist genau das GEGENTEIL der Fall.

Finden Sie es heraus.

Durch ihr ungewöhnliches, neues

Bewusstsein

werden Sie plötzlich vitaler
DENN JE leben.

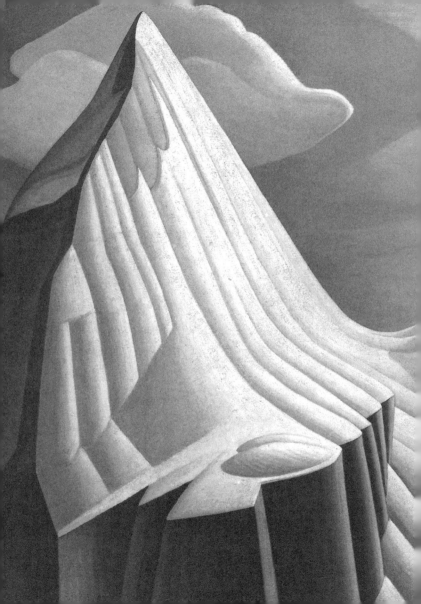

Ich *glaube* es nicht, ich WEISS ES.

– UNBEKANNT –

Lawren S. Harris (1885–1970): *Mount Lefroy* (Ausschnitt) 1930
Öl auf Leinwand, 133,5 × 153,5 cm
McMichael Canadian Art Collection, Kleinburg, Ontario
Mit freundlicher Genehmigung von Margaret Knox

Auch wenn es Ihnen gelungen ist,
Ihr Leben wieder wertzuschätzen, ist es ganz
NORMAL, wenn Sie bisweilen
mit dem Gedanken an den Tod spielen.

Diese Konfrontation zwischen Leben und Sterben
ist normal und ist sogar wünschenswert.

»Ich glaube, dass die fundamentale Spannung

zwischen den Gegensätzen der **Kampf** ist –

insbesondere, wenn man ernsthaft erkrankt ist – das Schwanken

zwischen dem Willen zu leben und dem Wunsch zu sterben.«

Aus *Letting Go: Morrie's Reflections on Living While Dying* von

MORRIE SCHWARTZ

– Professor und Autor, der mit der Lou-Gehring-Krankheit lebte –

Arbeiter machen eine Mittagspause auf einem Stahlträger hoch über New York City
während der Erbauung des Empire State Building. Er wurde 1931 fertig gestellt – nach der
erstaunlichen Bauzeit von zwei Jahren – und war mit seinen 381 Metern das höchste
Gebäude der Welt, ein Rekord, der erst 1973 übertroffen wurde.
© Corbis/Bettmann

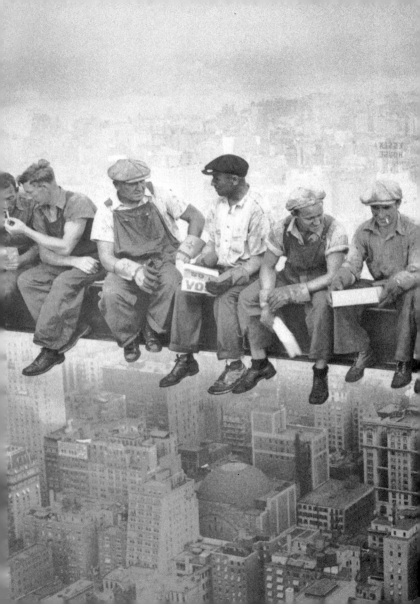

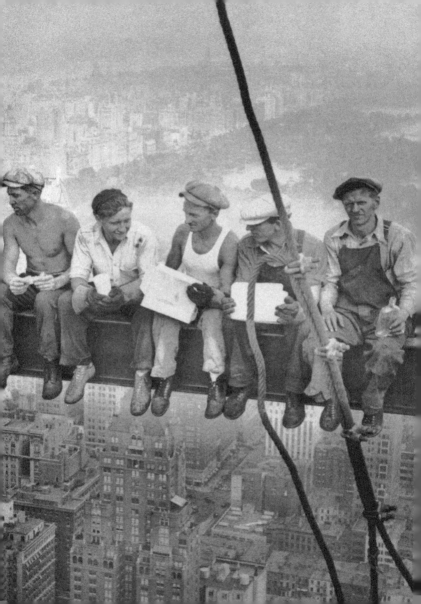

Egal, von welchen Ängsten Sie
geplagt werden und in welcher gesundheitlichen
Verfassung Sie sind, wenn alles
gesagt und getan wurde,
ist die Situation ziemlich klar …

»Sie können ENTWEDER für den Rest Ihres Lebens leben

oder aber für den Rest Ihres Lebens sterben.«

DR. JOSEPH CONNORS

Systematischer Onkologe, Außerordentlicher Professor,

Vorsitzender der Tumor-Gesellschaft

Es bedarf besonderer **Stärke,**
über Ihr zukünftiges Leben zu sprechen,
wenn Sie mit dem Gedanken an den Tod beschäftigt
sind. Insbesondere dann, wenn Sie
extrem krank aussehen, sich auch so fühlen und
Ihre Prognose zudem entmutigend ist.

Haben Sie keine Angst,

unrealistisch zu erscheinen.
Über das Überleben nachzudenken, wird
Ihnen helfen, sich auf das Leben und nicht das
Sterben zu konzentrieren.

Es KÖNNTE Ihnen ZUDEM dabei helfen, die
Erwartungen aller anderen zu überleben.

»Es ist wichtig für Sie, dass Sie in Ihre

Gedanken an die Zukunft auch das Ungewisse

einbeziehen, da es ja existiert.

Die Ungewissheit lässt Hoffnung zu.

UND HOFFNUNG IST FÜR DAS LEBEN UNABDINGBAR.«

KATHY BODELL – Krankenschwester in der palliativen Pflege

Wir existieren nicht isoliert.

Sie könnten von jenen, die sich um Sie
kümmern und Sie besuchen, gefühlsmäßig –
POSITIV WIE AUCH NEGATIV –
beeinflusst werden. Manchmal dürfte es für Sie zu
einer Herausforderung werden, *deren* Ängste
um *Ihre* Gesundheit zu überwinden.

Bitte, gib mich nicht auf.

Wie du bin auch ich da.

Ich lebe.

Und im
Moment

»BITTE hör mir doch einfach mal zu!
Mir ZUZUHÖREN ist im Moment das Aller-
beste, was du für mich tun kannst,
damit ich diese Tortur überstehe!«

IST das eben mein Leben!

Aufgrund der Ungewissheit in Ihrem Leben könnten Sie und alle, die Sie umgeben, auf eine emotionale Achterbahn geraten. Zumal es auch so ist, dass alle, die nicht im Gesundheitswesen arbeiten, selten über konkrete Erfahrungen in der Gesundheitsfürsorge verfügen.

Was genau brauchen und erwarten SIE eigentlich von den anderen?

Sollten Sie einen GUTEN TAG haben, dann dürfte es für Sie wohl am besten sein, wenn Sie jemand fröhlich und unbeschwert aufmuntert.

Sollten Sie jedoch einen SCHLECHTEN TAG haben, dann könnten Sie genau diese fröhliche Reaktion anderer als banal und herablassend empfinden – vermutlich ringen Sie dann verzweifelt darum, dass man anerkennt, wie ernst Ihre Situation ist.

Ich habe beschlossen, keinen Schritt
zu machen.

Ich habe beschlossen, kein Wort zu sagen.

Das Einzige, was ich beschlossen habe zu tun, ist,
einfach hier dummdösig herumzuliegen.

Würden Sie also bitte schön die Fliege machen.

Ich werde heute
AUF GAR KEINEN FALL aufstehen!

– DR. SEUSS –

I Am Not Going to Get Up Today!

Was Sie brauchen, sind Freundlichkeit,
Mitgefühl, Fürsorge, Würde,
Zeiten der Verzweiflung, Zeiten der Verweigerung,
und die FREIHEIT, Ihr Leben zu leben –
nach Ihren eigenen Vorstellungen –
auf Ihre eigene Weise.

Zudem haben Sie Ihr Geburtsrecht –
den Zugriff auf Ihre enorme, persönliche
KRAFTQUELLE, die Sie in sich tragen.
Wir alle besitzen sie.
Einige von uns müssen sie nur zurückgewinnen.

Wenn Sie wirklich wieder auf die Beine
kommen wollen, dann wird einer der wichtigsten
Faktoren, der dazu beitragen kann, Ihre
WILLENSKRAFT sein.

Glauben: etwas als Wahrheit oder angebliche Wahrheit akzeptieren

Wenn Sie das beste Ergebnis erzielen wollen:
Bemühen Sie sich um eine
optimistische Einstellung. Stellen Sie sich *so oft*
Sie nur können vor, dass Sie gesund sind.

SIE MÜSSEN DARAN GLAUBEN,
dass die Therapie, für die Sie sich entschieden haben,
Ihnen auch helfen wird und Sie eine Chance haben,
wieder geheilt zu werden. Ansonsten verschwenden Sie
nämlich Ihre Energie, indem Sie statt gegen den Krebs
gegen Ihre Behandlung ankämpfen.

Manchmal werden Sie AM BODEN
ZERSTÖRT sein. Doch trotz der bitteren Realität
sollten Sie versuchen, sich einen persönlichen
RETTUNGSANKER zu schaffen, auf den Sie
zurückgreifen können – ein Bild, einen Gedanken,
ein Gebet, Menschen, die Sie lieben, was auch immer.
Das wird Ihnen Stärke verleihen.

LOS! 329

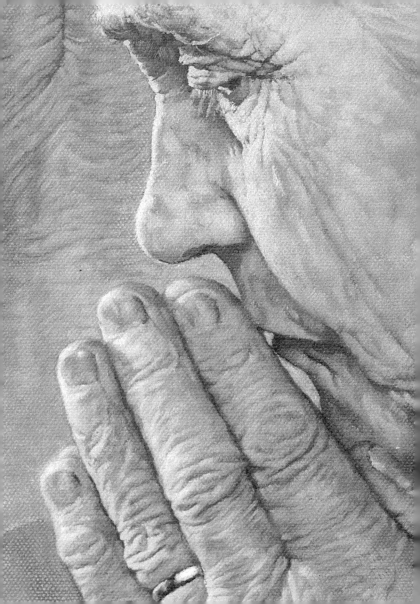

Hoffnung: Kombination aus Erwartung und Wunschdenken.

Die Hoffnung ist ein Weg und kein Ziel.
Ihr Wert liegt in der Erforschung.
Die Hoffnung macht die Art und Weise aus, wie wir leben,
und der Weg der Hoffnung sollte uns bis zu
unserem Ende begleiten.

– DAVID KESSLER –

Das Recht der Sterbenden (The Rights of the Dying)

Norman Rockwell (1894–1978): *Die Freiheit des Gebets* (Ausschnitt) 1943
JEDER IN ÜBEREINSTIMMUNG MIT SEINEM EIGENEN GEWISSEN (EACH ACCORDING TO
THE DICTATES OF HIS OWN CONSCIENCE)
Öl auf Leinwand
© 1999 Norman Rockwell Family Trust/Foto: The Curtis Publishing Company
Abdruck mit der freundlichen Genehmigung des Norman Rockwell Family Trust

Nun zu den guten Nachrichten.
Es besteht jederzeit die Hoffnung,
dass Sie sich wieder besser fühlen –
das gelingt vielen Krebskranken.

Wenn Sie sich umschauen, werden Sie den

lebenden

Beweis

dafür finden.

[Ein normaler
Mensch,
der zufällig
Krebs hat.]

Ein paar
Vorschläge für alle,
die das

ÜBERLEBEN

von Krebs trainieren
wollen:

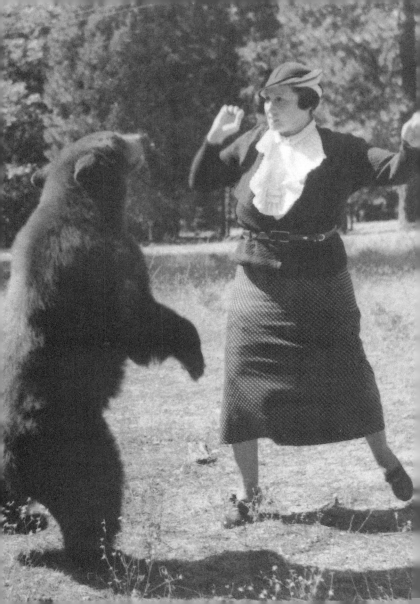

1

Erwarten Sie einfach, dass Sie weiterleben werden.

Sally Clark, Fotograf unbekannt, um 1932
Abenteuerin, Bildhauerin, Mitbegründerin der Gesellschaft weiblicher Geografen
(1883–1982)
Schwarzweißfoto
Society of Woman Geographers Collection – Kongressbibliothek, Abteilung Manuskripte

Lang leben die Onkologen und ihre Patienten.

2

Sehen Sie sich nach
hoch qualifiziertem Personal im
Gesundheitswesen um,
nach Ärzten und Helfern, die Sie
mögen *und denen sie zutrauen,*
dass sie Ihnen helfen können.

Und bringen Sie ihnen wiederum Vertrauen,
Unterstützung und Respekt entgegen.

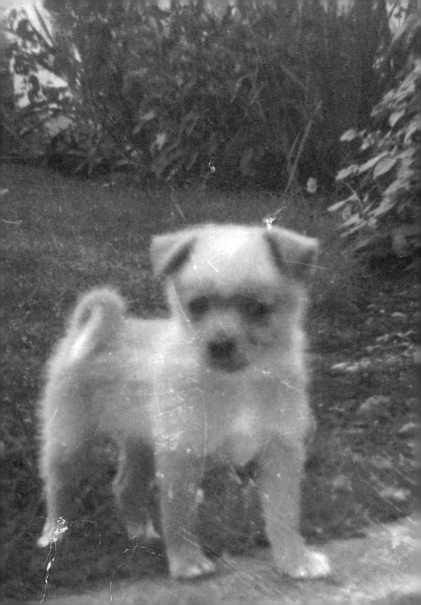

3

Schaffen Sie sich

eine Umgebung, in der Sie sich

WOHL FÜHLEN.

Umgeben Sie sich nur mit
WEM-AUCH-IMMER UND WAS-AUCH-
IMMER, wenn Sie das Gefühl
haben, sie werden dazu beitragen, dass Sie
zur Ruhe kommen,
zu Stärke und Inspiration.

Julius Cotter: *Snoopy*, um 1966
Promenadenmischung aus Zwergterrier und Spitz (1966–1977)
Schwarzweißfoto
© Privatsammlung von Julius Cotter & Izolda Kovacs Cotter

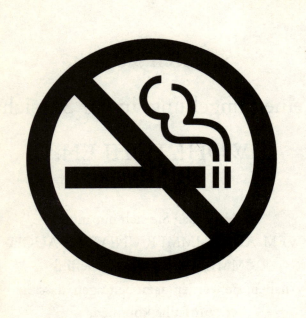

4

HÖREN SIE AUF,

Dinge zu tun, die möglicherweise

zu Ihrer Erkrankung

beigetragen haben

oder die Ihren augenblicklichen
Gesundheitszustand gefährden könnten.

Ein Narr ist einer, der immer wieder dieselben Dinge tut und

völlig unterschiedliche Ergebnisse erwartet.

– ALBERT EINSTEIN –

[ESSEN SIE IHREN]

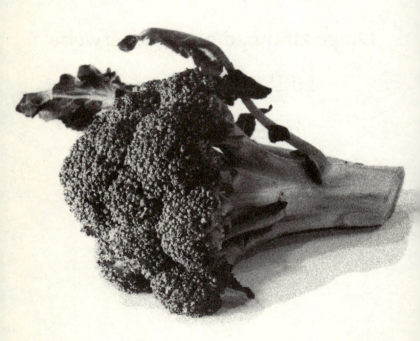

Broccoli versorgt uns mit sehr vielen Ballast-
stoffen, Calcium, Kalium und einer
chemischen Verbindung namens Sulforafan,
die als Vorbeugung gegen Krebs gilt.

5

FANGEN SIE AN,

Dinge zu tun,

die Ihren Gesundheitszustand

verbessern.

Üben Sie sich in Dingen,
durch die Sie Ihrem KÖRPER und GEIST
mit Respekt begegnen.

Alison Edwards & Kent Bodell: *The Broccoli Follies,* 1999
Schwarzweißfotos
© Alison Edwards & Kent Bodell

Ich BRAUCHE Hilfe!

6

Machen Sie es sich
zum obersten Prinzip, dass Sie
sich KLAR ausdrücken.

Lernen Sie es,
Ihre Gefühle ehrlich, respektvoll und
effektiv auszudrücken.

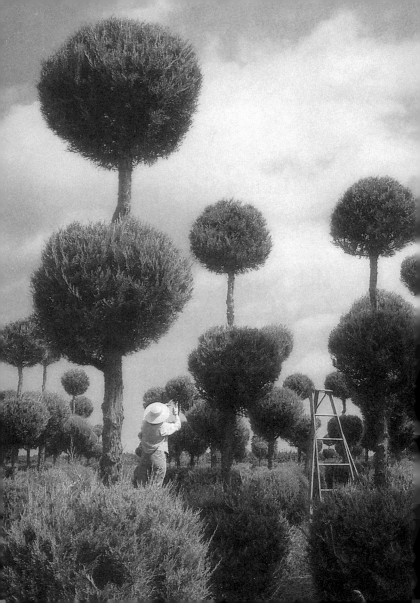

Mantra ein Wort oder Laut, den man ständig wiederholt, um die Konzentration während der Meditation zu unterstützen; stammt ursprünglich aus dem Hinduismus.

7

Sehen Sie sich nach WERKZEUGEN um, die Ihnen helfen, Ihre gesundheitlichen Ziele zu erreichen.

Beschäftigen Sie sich mit Visualisations- und Entspannungstechniken, Affirmationen, Mantras, Meditationen, Musik, Kunsttherapie, führen Sie ein Traumtagebuch und schaffen Sie sich einen Zufluchtsort – oder was Ihnen auch immer für IHRE PERSON als geeignet erscheint.

David Cooper: *Ohne Titel* (Ausschnitt), 1999
Farbfoto
Art Director: Scott McKowen
© David Cooper
Mit freundlicher Genehmigung von Shaw Festival, Niagara-on-the-Lake

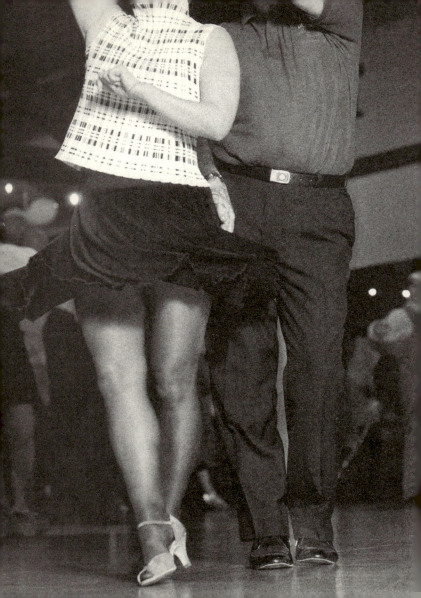

8

BEWEGEN Sie Ihren Körper,
so viel es *nur* geht.

Durch körperliche Aktivitäten wird die Produktion von
Endorphinen im Gehirn angeregt – das ist eine natürliche
Stimulanz, die dabei hilft, den eigenen Energiespiegel
anzuheben und die Stimmung aufzuhellen.

Es ist eine medizinische Tatsache, dass
SELBST GESUNDE MENSCHEN, die aus
irgendeinem Grund eine Woche lang ans Bett gefesselt
sind, eine große Menge an körperlicher Stärke
und Knochenmasse einbüßen.

James LaBounty/Kip Jol: *Dancers*, 1997
Schwarzweißfoto, 40,64 × 50,80 cm
Artists' Collection
© LaBounty und Jol/Erstabdruck im *Saturday Night Magazine*

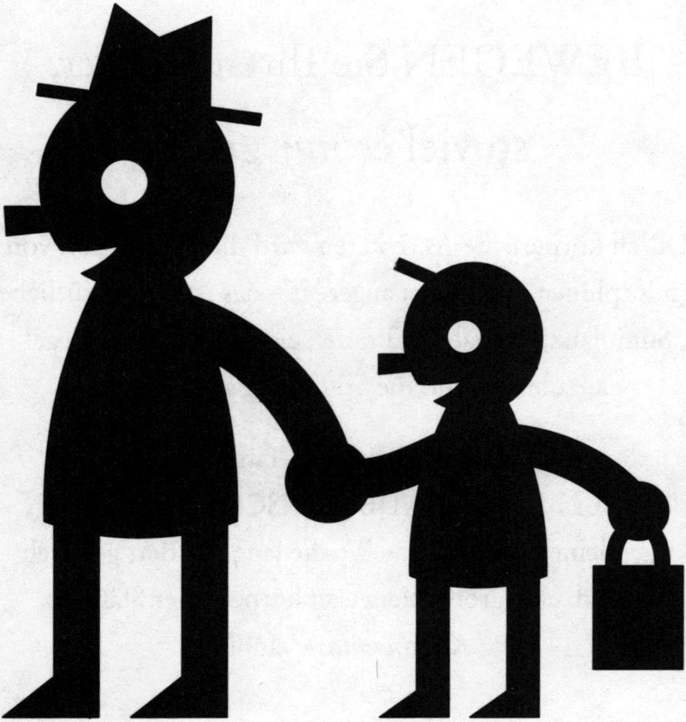

9

FÖRDERN

Sie Ihre Lebensqualität.

Wenn man dich deiner sterblichen Güter beraubt hat
und dir in deiner Vorratskammer nur noch
zwei Laib Brot geblieben sind,
verkaufe einen, und kaufe dir für diese Gabe Hyazinthen
als Balsam für deine Seele.

– SHAIKH MUSLIM-UD-DIN SA'DI –

Aus *Gulistan: Der Rosengarten (The Rose Garden)*

Mike Lee: *Mann und Kind (Man and Child),* 1993
Digitale Illustration
© Mike Lee

10

Suchen Sie nach spirituellen Quellen, die Sie ansprechen.

Sie müssen diese Geschichte nicht
alleine durchstehen. Setzen Sie darauf, dass
Ihre Intuition Sie zu den entsprechenden
Hilfsmitteln führt, die SIE brauchen,
um das alles durchzustehen.

Oftmals muss man Entscheidungen auf der Basis
eines Wissens fällen, das ausreichend für die Aktion als solche ist,
jedoch völlig ungenügend, um den Geist zu befriedigen.

– IMMANUEL KANT –

Beau Dick (Kwakwaka'wakw): *Heiliger Kreis (Sacred Circle),* 1992
Ursprünglich für eine Zeremonie-Trommel gemalt, zu Ehren der Wiedereinführung des
früher geächteten Potlatch (traditionelles Fest nordamerikanischer Indianer). Das Bild von
Beau Dick ist ein Geschenk für seine Tochter Kerri Lynne und stellt den neu entfachten
Geist der Haida-Kultur und die Hoffnungen dar, die man in eine neue Generation junger
Haida-Indianer setzt.
© Beau Dick/Mit freundlicher Genehmigung von Kerri Lynne Dick

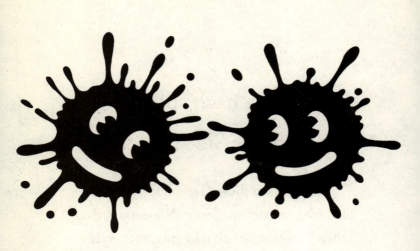

11

Lachen ist gesund.

Ich vergesse niemals ein Gesicht,

doch in Ihrem Fall mache ich gerne eine Ausnahme.

– GROUCHO MARX –

Die Klecks-Brüder (The Splat Brothers), um 1986
Tusche auf Film
© Aus dem Studio von Vigon Seireeni

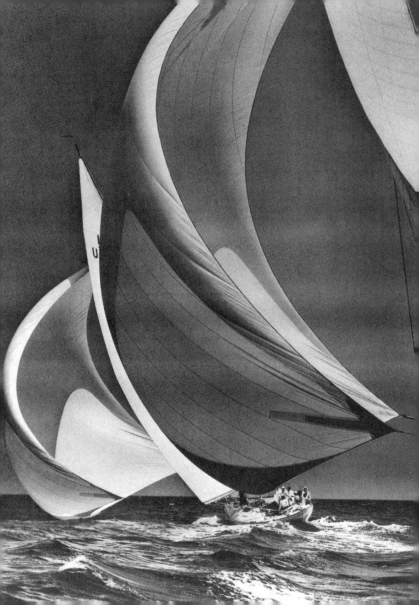

1 2

Konzentrieren Sie sich auf Ihr Ziel, *aber* bleiben Sie beweglich.

Kein Wind steuert gern in einen unbekannten Hafen.

– SPRICHWORT –

Rosenfeld: *Flying Spinnakers,* um 1930
Schwarzweißfoto
Mystic Seaport Museum
© Mystic Seaport Museum, Rosenfeld Collection, Mystic, CT

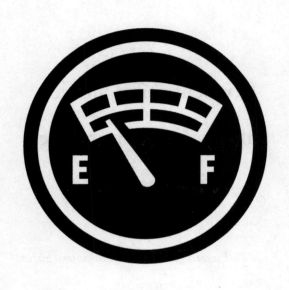

13

Legen Sie ein *realistisches* Tempo fest.

Sie werden LERNEN, auf die Veränderungen
Ihres geistigen, seelischen und körperlichen Zustandes
entsprechend zu reagieren.

Es könnte durchaus passieren, dass Sie es im
MOMENT »übertreiben«. Aber in diesem Falle wird
Ihr Körper zu Ihnen sprechen – GARANTIERT!

Einer Einwirkung ist immer eine
gleich starke Rückwirkung entgegengesetzt.

– NEWTONS DRITTES GESETZ DER GRAVITATION –

Peter Buttecali
Digitale Illustration
© Peter Buttecali/Eyewire

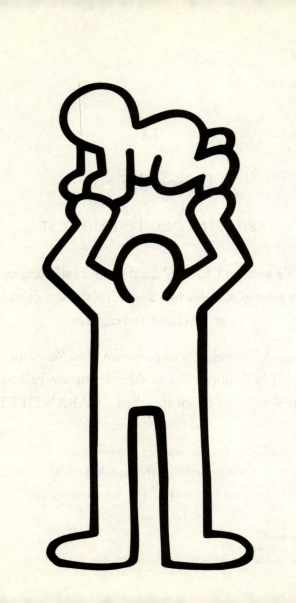

14

Halten Sie den Kontakt zu

ANDEREN MENSCHEN

aufrecht, denn Sie geben

Ihnen Kraft.

Es ist eine wohl bekannte Tatsache,
dass Menschen, die privat enge Beziehungen
pflegen, im Allgemeinen *länger leben*
als jene, die das Gefühl haben, allein
in der Welt zu stehen.

Keith Haring (1958–1989): *Ohne Titel,* um 1983
Tinte auf Pergament
© Keith Haring Estate

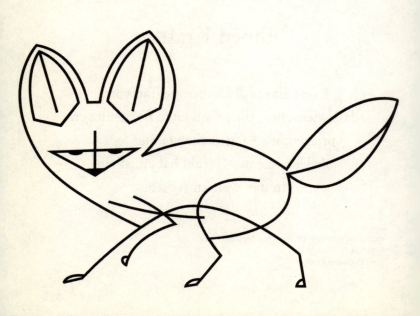

15

Hören Sie sich die Ratschläge, die man Ihnen gibt, genau an, aber handeln Sie IMMER nach Ihrem eigenen Ermessen.

»Würden Sie eine solche Prozedur auch
IHRER EIGENEN MUTTER empfehlen?«

JACQUELINE OSBORNE – Krebs-Langzeitüberlebende und Lehrerin

Carlos Aponte: *Ohne Titel*
Digitale Illustration
© Carlos Aponte/Eyewire

Bestimmt werden Sie darüber nachdenken
wollen, was Sie nun, wenn überhaupt,
alles unternehmen würden, damit es
Ihnen wieder besser geht.

Durch Lesen und Nachforschen können
Sie herausfinden, welche Faktoren zu Ihrer
Genesung BEITRAGEN könnten.
Gleichzeitig werden Sie entdecken,
dass es auch Faktoren gibt, die Ihre
Genesung GEFÄHRDEN.

Ein Mangel an sozialer Unterstützung,
Liebe, Geld oder Zeit könnte Sie enorm belasten.
Andererseits können Sie dank Ihrer eigenen
Courage, Geduld, Hoffnung
und Selbstdisziplin eine Menge erreichen.

Den Krebs zu besiegen, ist eine
große persönliche Herausforderung, die Ihren
VOLLEN EINSATZ fordert.

Wenn Sie sich ernsthaft vorgenommen haben,
wieder gesund zu werden,
stehen Ihnen eine Reihe von Hilfsmitteln
zur Verfügung. Folgendes
dürfte dabei von *unschätzbarem Wert* sein.

Es wird Ihnen auf Anhieb
einen Energieschub geben …

**Fangen Sie an, Gründe aufzulisten,
für die es sich zu leben lohnt.**

(Die Reihenfolge spielt keine Rolle.)

Brauchen Sie mehr Platz zum Schreiben?

LOS! 369

Wählen Sie jetzt aus dieser Liste

DEN HAUPTGRUND

aus, für den es sich für Sie zu leben lohnt.

*Es sollte einer sein, der Ihnen Inspiration
und Hoffnung verleiht.*

(Es könnte ein ziemlich normaler, aber auch
ein sehr ausgefallener Grund sein.)

Julius Cotter: *Schelmische Unschuld (Mischievous Innocence)*, 1959
Katica, Lindilú és Niní in ihren hübschen, kleinen Kleidchen, die Mama für sie genäht hat.
Schwarzweißfoto, 8 × 8 cm
© Privatsammlung von Julius Cotter & Izolda Kovacs Cotter

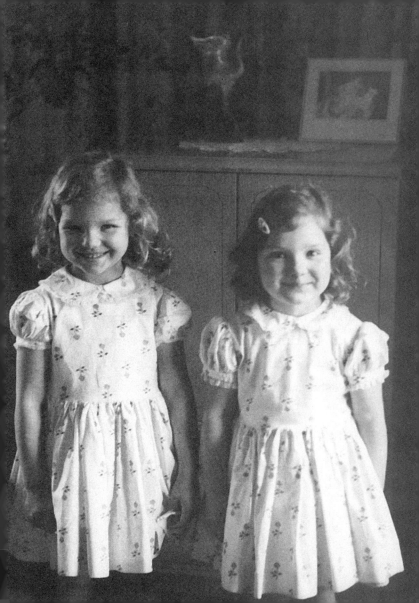

Das Leben ist viel leichter, wenn Sie von jemandem geliebt oder gebraucht werden, oder wenn Sie jemanden oder etwas lieben oder brauchen. Es genügt eine Katze, ein Hund, ein Ehepartner, ein Freund, ein Kind oder ein Betreuer.

Wenn es sich um einen besonders
persönlichen Wunsch handeln sollte, dann
möchten Sie ihn vielleicht in Ihrem Tagebuch
verstecken oder einfach nur im Kopf behalten.

Falls Sie jedoch nicht ganz so
schüchtern sind, möchten Sie ihn vielleicht
lieber auf einen Zettel schreiben und gut sichtbar an
eine Wand kleben. Oder Sie bitten einen Freund
darum, draußen vor Ihrem Fenster
ein riesiges Schild anzubringen, damit Sie und Ihre
Nachbarn ihn genau im Blickfeld haben –

tagtäglich!

**Wenn Sie das Gefühl haben, dass Sie keinen
einzigen Menschen haben, dann sollten Sie sich
ganz besonders intensiv um sich kümmern,
bis irgendjemand auftaucht.
WENN SIE ES ZULASSEN, KOMMEN DIE MEN-
SCHEN VON GANZ ALLEINE AUF SIE ZU.**

Sie sollten sicherstellen, dass der
GRUND FÜR IHR WEITERLEBEN
all die Dinge einschließt, die Sie leidenschaftlich
lieben.

Wenn Sie ihn sorgfältig auswählen, wird Ihr GRUND eine große Stütze für Sie sein.

Mein allerwichtigster Grund, um weiterzuleben:

———————————————————————————

LOS! 373

Wie wir alle wissen,
SCHAFFT MAN DIE WIRKLICHKEIT
ZUERST IM KOPF. Menschen, die Ziele verfolgen,
haben auch die Möglichkeit, diese zu erreichen.

Vielleicht haben Sie einen ganz profanen
Grund zum Weiterleben, wie zum Beispiel:
Sie schätzen einfach Ihr Leben. *Oder vielleicht …*

Möglicherweise haben Sie einen Grund,
der an ein Ereignis gebunden ist, das zu einem
bestimmten Zeitpunkt stattfinden soll, wie etwa
die Ausbildung oder Heirat eines Kindes,
ein Geburtstag, ein Familientreffen.

Allerdings bringt ein zeitgebundenes
Ereignis strittige Punkte mit sich,
da die Zeit keine feste Konstante ist.

Zeit scheint entweder knapp zu werden oder aber sich ewig hinzuziehen, je nachdem, was Sie mit ihr anfangen wollen. Wenn Ihnen etwas ganz besonders am Herzen liegt, werden Sie vermutlich auch die Zeit dafür haben.

Es gibt unzählige Fälle, in denen Menschen – egal, wie weit sich die Krankheit bereits im Körper ausgebreitet hatte – *weit über ihre körperlichen Fähigkeiten hinaus weitergelebt haben,* um ein sinnvolles Ziel zu erreichen.

Und danach sind sie … gestorben.

Die WICHTIGSTE Fähigkeit,
die Sie entwickeln können, ist, ein erfülltes
und zufriedenes Leben zu führen.

Sie hat vielen Menschen und ihren
Familien allumfassenden

Frieden und Zufriedenheit
gebracht.

Manche Menschen leben Tag für Tag
in völligem Einklang mit sich selbst.

Die meisten von uns hoffen, dass sie noch vor
ihrem Tod diese ERFAHRUNG machen werden.
Das Streben danach wird zu unserem Lebensziel.

Wenn Sie zu denen gehören, die weiterleben
wollen – krank oder gesund –, dann sollten Sie
sich als Motivation für Ihr *weiteres* Leben
aufeinander folgende und förderliche Ziele
vorstellen (sowohl kurz- als auch langfristige).

Mit dem Erreichen

Ihrer persönlichen ZIELE, egal, wie bescheiden
sie auch sind, wird das Ergebnis
Ihrer Visualisierung markiert und signalisiert,
dass Ihr *Leben* vollendet ist.

Sie könnten ein unglaubliches Gefühl der
Erleichterung verspüren, wenn Sie merken,
dass Sie eine Sache, die noch nicht erledigt war,
für sich gelöst haben.

Zudem könnten Sie das Gefühl haben, dass
JETZT FÜR SIE DIE ZEIT GEKOMMEN IST,
das Leben loszulassen.

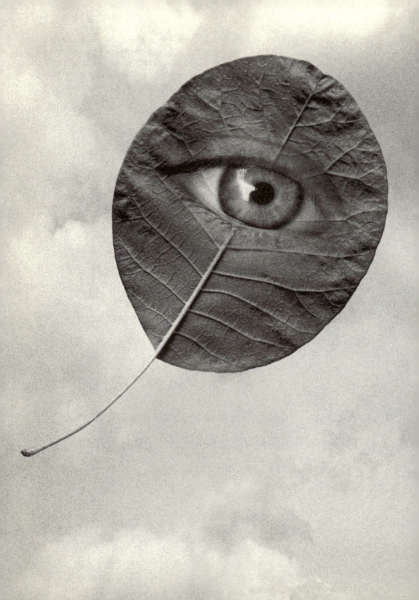

An jenem Nachmittag, im goldenen Licht der

Abenddämmerung, ließ Daniel los. Er fiel ganz mühelos.

Als er fiel, schien er friedvoll zu lächeln.

»Und jetzt heißt es, auf Wiedersehen, Freddie«, rief er.

– LEO F. BUSCAGLIA, DOKTOR DER PHILOSOPHIE –

Der Fall von Freddie, dem Blatt (The Fall of Freddie the Leaf)

James LaBounty/Kip Johl: *Ohne Titel* (Ausschnitt), 1997
Schwarzweißfoto, 27,94 × 35,56 cm
Artists' Collection
© LaBounty und Johl

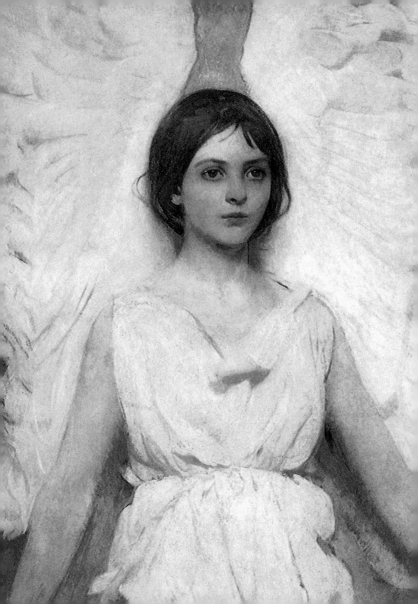

Der Krebs könnte zu Ihrer *spirituellen Heilung* beitragen.

Auch wenn es Ihnen vielleicht wieder »BESSER GEHT«, könnte es sein, dass Sie nicht von Ihrer Krankheit KURIERT werden, und trotzdem eine Art von Genesungsprozess durchleben.

Abbott Handerson Thayer (1849–1921): *Engel (Angel)* (Ausschnitt), 1889
Öl auf Leinwand, 92 × 71 cm
National Museum of American Art, Smithsonian Institution, Washington, D C

Es könnte durchaus sein,
dass sich Ihr Körper BEREITS in einem Zustand
befindet, in dem sich wichtige
Organe nicht mehr regenerieren und Ihre
Hauptfunktionen versagen.

Sollte sich die Krankheit bereits in Ihrem ganzen
Körper ausgebreitet haben, könnte es sein,
dass Sie nicht mehr die Kraft besitzen, etwas anderes
zu tun, als Frieden mit sich selbst zu schließen
und sich auf den Tod vorzubereiten.

Allerdings könnte es sein, dass dies
ÜBERHAUPT NICHT
dem entspricht, was Sie
im Leben noch vorhaben.

Manchmal kommt es zu einer
unerklärlichen Genesung, die dem
Prozess der zwangsläufigen Verschlechterung des
körperlichen Zustandes Einhalt gebietet.

Manchmal passiert so etwas.

Besuchen Sie die Bibliothek, surfen Sie
im Internet, informieren Sie sich
über Spontanheilungen, bemerkenswerte
Wiedergenesungen und WUNDER.
Sprechen Sie mit Ärzten, die RESULTATE gesehen
haben, für die es keine Erklärung gibt, und
besuchen Sie Menschen, die ursprünglich zu den
»HOFFNUNGSLOSEN FÄLLEN«
gezählt haben. Bringen Sie etwas über deren
Gewohnheiten, Entscheidungen und ihre
Behandlungsmethoden in Erfahrung.

Halten Sie Ausschau nach Mutmachern

Bitten Sie andere um

und Unter-stützung.

Vorschläge und Hilfe.

Ich bin hier bei dir.

Alles wird gut.

Ich werde dir helfen.

Wie geht es dir?

Hilfs:

BRAUCHST du etwas?

Was SOLL deiner Meinung nach geschehen?

Was kann ich tun?

Wir halten alle zusammen.

Möchtest du im Moment gerne darüber
sprechen?

Hast du Angst?

Alle denken an dich.

Sie schicken dir alle ihre Liebe.

Du bist wirklich wichtig für mich/für uns.

Ich WEISS, dass du es schaffen kannst.

Quellen

Finden Sie einen, der

das »Unmögliche«
vollbracht hat.

Entdecken Sie die Natur aufs Neue,
umgeben Sie sich mit Musik, Kunst, Haustieren,
Menschen und Dingen, die Sie mögen.

Halten Sie nach Mentoren und Trainern,
Selbsthilfegruppen und Helden Ausschau.
Suchen Sie nach Menschen, die Ihnen Inspirationen
liefern, und dazu bereit sind, Ihnen

beim Kampf um
Ihre Gesundheit zu helfen.

Wenn es um Krebs und
Krebstherapien geht, lernt man eine Reihe
ganz unterschiedlicher Persönlichkeiten,
viele Interessen und
zahlreiche Herangehensweisen kennen.

Manche sind EHER konservativer Art.

Andere wiederum sind WENIGER konservativ.

Wenn Sie sich umhören,

werden Sie erstaunt sein, was Sie alles
in Erfahrung bringen können über
die unglaublichen Dinge, die Menschen mit einer
Krebserkrankung unternehmen,
um sich *besser* zu fühlen.

Das »Sichwohlfühlen« ist ein Zustand,
der einiger Phantasie und einer beständigen
Anstrengung bedarf. Das Ergebnis aber dürfte für
sich selbst sprechen. Es *könnten und werden*
auch erstaunliche Dinge passieren, wenn Ärzte
und Schwestern eng mit einem Patienten
zusammenarbeiten, der entsprechend motiviert ist,
für seine Gesundheit zu kämpfen, und der
bereit ist, alles Erforderliche dafür zu tun.

Die meisten Frauen wussten überhaupt nicht, was ein »Dragon Boat« – ein chinesisches Kanu – ist, bevor sie sich auf die Sache eingelassen haben. Sie alle waren keine Spitzensportlerinnen, sondern ganz normale Frauen mittleren Alters, die sich auf ein rigoroses Trainingsprogramm einließen.

Abreast In A Boat (Brust an Brust in einem Boot) war weltweit das allererste Drachenboot-Team, dessen Besatzung ausschließlich aus Frauen bestand, die mit Brustkrebs lebten. Ihm gehörten 24 Krebspatientinnen im Alter von 33 bis 63 Jahren an, und es wurde 1996 im Rahmen eines Forschungsprogrammes unter der Leitung von Dr. Don McKenzie an der UNIVERSITÄT VON BRITISCH COLUMBIA gegründet.

Obwohl das Risiko, dass Probleme auftauchen würden, groß war – allen Frauen waren die Lymphknoten unter den Achseln entfernt worden –, widerlegten das Forschungsteam und die Paddlerinnen mutig (und erfolgreich) die herkömmliche Meinung der Wissenschaftler, dass wiederholte, anstrengende Bewegungen des Oberkörpers zu einem Lymphödem führen – einer irreversiblen Schwellung im Brustkasten oder in den Armen.

Ausschnitt aus einer Videoaufzeichnung von Global Television (Vancouver) aus der Dokumentation *Through Fire And Water: The Story of Abreast In A Boat,* 1998. Mit freundlicher Genehmigung der *Abreast In A Boat Society*

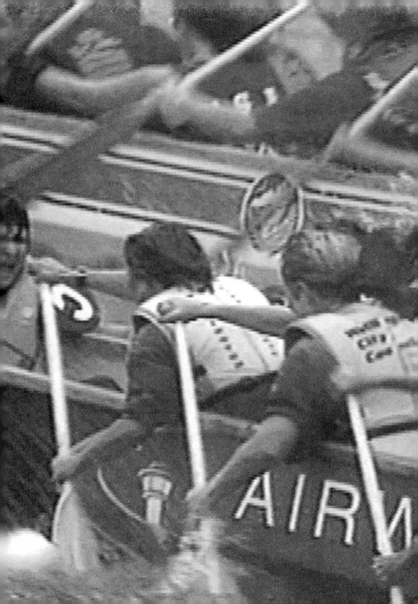

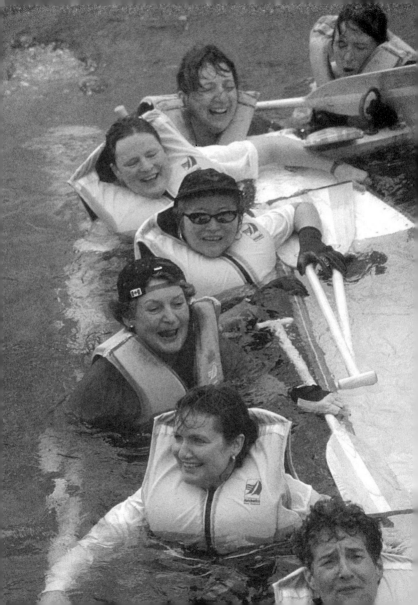

Die DRACHENBOOT-WETTRENNEN
gehen auf eine historische, chinesische
Zeremonie zurück, die den menschlichen
Kampf gegen die Natur und Tod bringen-
de Feinde symbolisiert.

»Bei ihrem ersten internationalen
Drachenboot-Treffen in Wellington Harbour,
Neuseeland, bekamen die Frauen von Abreast In A Boat
einen gehörigen Schrecken. Trotz der umsichtigen
Trainer und den enormen Anstrengungen
der Athletinnen gewann der Wind die erste Runde –
die Paddlerinnen stürzten während der ersten beiden
Probeläufe bei einer steifen Brise ins Wasser.«

Doch die Frauen trotzten furchtlos der rauen See,
die sie unter sich begrub, und behaupteten sich in diesem
Rennen gegen weitaus erfahrenere, internationale
Drachenboot-Teams. Zum Schluss hatten sie mit ihrem
Mut die Herzen gewonnen, sich Respekt
verschafft und all jenen Menschen weltweit Mut gemacht,
die sich ähnlichen Herausforderungen stellen müssen.

Das obige Zitat stammt aus der Dokumentation *Through Fire And Water: The Story of Abreast In A Boat,* 1998, mit freundlicher Genehmigung von Global Television (Vancouver).
Foto von Vern Blair: *Sheila, Kate, Diane, Esther, Carol, Donna und Anne,* 1997.
Die gekenterten Mitglieder von Abreast In A Boat im Hafen von Wellington. Sie warten darauf, dass man sie ins Schlepptau nimmt.
© Vern Blair/*Abreast In A Boat Society*

Der Marathon der Hoffnung

war der Traum eines 18-jährigen
Universitätsstudenten namens Terry Fox
aus British Columbia.

Terry wollte 8530 Kilometer quer durch Kanada
laufen – von Küste zu Küste –, um für die
Krebsforschung einen Dollar pro Kanadier zu
sammeln. Seine Idee inspirierte eine ganze Nation.

1986, knapp zwei Jahre, nachdem er sein rechtes
Bein aufgrund einer seltenen
Knochenkrebserkrankung bis 15 Zentimeter
oberhalb des Knies eingebüßt hatte,
absolvierte Terry täglich mindestens eine
Marathonstrecke (ca. 42 Kilometer) mit einer
Unterschenkelprothese.

Gail Harvey: *Terry Fox, Der Marathon der Hoffnung (Terry Fox, The Marathon Of Hope)* (Aus-
schnitt), 1980
Schwarzweißfoto
© Gail Harvey/The Terry Fox Foundation

Schnell avancierte er zu einem
beliebten internationalen Helden. Nach mehreren
Monaten, in denen er mit bemerkenswertem
Mut und starken körperlichen Schmerzen fast zwei
Drittel der geplanten Strecke (fast 5373 Kilometer)
bewältigt hatte, war er gezwungen,
den Lauf einzustellen. Der Krebs hatte in beiden
Lungenflügeln Metastasen gestreut.

Der Krebs nahm Terry das Leben,
aber erst, nachdem er mit
seinem mutigen Marathon der Hoffnung
über 20 Millionen Dollar
gesammelt hatte.

Die Terry Fox Foundation führt sein Vermächtnis
für die Krebsforschung in über fünfzig Ländern fort, dank der
Unterstützung von Hunderttausenden in aller Welt.

1996 wurde bei einem 27-jährigen Radrennfahrer-Champion Hodenkrebs diagnostiziert, der sich bereits mit Metastasen im Magen, den Lungen und dem Gehirn ausgebreitet hatte. Er rang in einem mutigen Kampf um seine Genesung, wobei er sich Operationen, Bestrahlungen und einer Chemotherapie unterzog.

Als ich krank war, empfand ich dieselben Gefühle, die ich als Athlet in einem Wettkampf verspüre. Anfangs war ich wütend, dann setzte die Motivation ein und der Drang, dass es mir wieder besser gehen muss. Und als ich dann merkte, dass es mir tatsächlich besser ging, wusste ich, dass ich gewinnen würde.

LANCE ARMSTRONG – Radrennfahrer, Krebsüberlebender, Gewinner der Tour de France 1999, 2000 und 2001 und Gründer der Lance Armstrong Foundation

Am 25. Juli 1999 gewann der amerikanische Radrennfahrer **Lance Armstrong** die Tour de France. Er beherrschte die mörderische Strapaze des 21 Tage dauernden Rennens, gewann vier Rennetappen auf Anhieb – womit er einer der vier Rennfahrer ist, denen das in der 86-jährigen Geschichte dieses Sportereignisses gelungen ist. Auch 2000 und 2001 siegte er. Diese erstaunliche Leistung ist umso bemerkenswerter, weil Lance gerade erst den Krebs überwunden hatte. Seine triumphale, internationale Rückkehr hat die ganze Welt *begeistert*.

Vielleicht klingen diese Beispiele zu
ÜBERWÄLTIGEND für Sie,
und schüchtern Sie eher ein, anstatt Sie aufzubauen.

Eines sollten Sie jedoch nicht vergessen:
Es gibt unglaublich viele
GANZ NORMALE MENSCHEN,
die an Krebs erkrankt sind, und tagtäglich kleine,
aber sehr außergewöhnliche Dinge tun.

Und dann sind da noch jene, die ihnen dabei helfen.

Alle, die für einen da sind, tragen ihren Teil bei. Ob es sich
um einen kleinen oder großen handelt, es ist ausreichend.

– GERALDINE MARIE PAPAN –

God's Winter

Das Beste,
was SIE tun können,

um nicht die Kontrolle
über die Ereignisse zu verlieren,
ist zu versuchen, all Ihre inneren Kraftquellen
zu mobilisieren, um

DEN KREBS ZU BEKÄMPFEN –

sowohl die Stärke Ihres Geistes

als auch die Ihres Körpers.

Manche Menschen, wie zum Beispiel Spitzensportler, *arbeiten bereits auf der Basis der Verbindung von*

Geist und Körper.

Für sie sind die so genannten Biofeedback-Techniken längst nichts Neues mehr, was auch auf Patienten zutrifft, die auf diese Weise gelernt haben, Dinge wie Blutdruck, Migräne oder Herzrasen zu kontrollieren, ganz zu schweigen von jenen, die es wagen, über glühende Kohlen zu gehen.

Und ganz bestimmt kann man damit auch den so genannten »hoffnungslosen Fällen«, die geheilt wurden, nichts erzählen, was SIE nicht schon längst wüssten.

Das heißt nun NICHT, dass wir vorschlagen, Sie sollten die Arbeit mit der Geist-und-Körper-Verbindung
für sich einfach abhaken! Diese Methode bietet Ihnen
kraftvolle Werkzeuge, die Sie für sich erforschen und
weiter ausbauen können. Es könnte allerdings sein,
dass Sie sich IM AUGENBLICK damit zu viel zumuten.

Eine kurze Einführung in die
Geist-Körper-Methode könnte für Ihren
Heilungsprozess und die Bewältigung von
Schmerzen und Stress eine enorme Hilfe sein.

Allerdings ist die BEHERRSCHUNG
der Geist-Körper-Techniken im Allgemeinen das
Ergebnis von uneingeschränktem Einsatz,
ebensolcher Selbstdisziplin und Übung.
Wahrscheinlich ist es unrealistisch,
ohne ein entsprechendes Training auf diesem Gebiet
irgendwelche nennbaren Erfolge zu erwarten.

Trotz Ihrer ernsthaften Absichten könnte es sein,
*dass all Ihre Bemühungen nur wenig
Erfolg haben,* wenn es darum geht,
die akute Ausbreitung der Krankheit in Ihrem
Körper zu stoppen.

Eine der erschreckenden Seiten
des Krebses ist die Tatsache, dass er einen
unumstößlichen Endpunkt mit sich bringt –
und eine große *Ungewissheit*.

PROGNOSEN

»Also,

STATISTIKEN

mal ehrlich ...

ÜBERLEBENSRATE

wie viel

ÜBERLEBENSZEIT

Zeit

ABKLINGEN DER BESCHWERDEN

BLEIBT mir

WIEDERKEHRENDE ERKRANKUNG

noch?«

Sie können nicht erwarten, dass
irgendjemand weiß, wie lange Sie leben werden.

»Ich muss nicht im Namen Gottes sprechen.
Gott kann für sich selbst sprechen.«

REVEREND COLIN JOHNSTONE – Kaplan einer Krebsstation

Onkologen werden oft mit dieser schwierigen
Frage konfrontiert und beantworten sie nur
widerwillig (aufgrund ihrer Erfahrungen), weil
KEINER DEN ZEITPUNKT DES TODES MIT
GEWISSHEIT VORAUSSAGEN KANN.

Falls Sie Ihren Arzt zu einer
VERMUTUNG drängen, sollten Sie wissen,
dass es sich lediglich um eine Vermutung handelt.

Wer weiß es schon?!

Krebs ist nicht die einzige Möglichkeit,
ein Leben zu beenden, und ganz bestimmt verleiht
er weder Ihnen noch irgendeinem anderen
IMMUNITÄT.

Ein Mensch, der an Krebs erkrankt ist,
kann auf vielfältige Weise zu Tode kommen,
an irgendeinem beliebigen Tag,
so wie jeder andere auch.

Gott ist tot. – *Nietzsche*   **Nietzsche ist tot.** – *Gott*

– ANONYMES GRAFFITI –

Off The Wall: Graffiti for the Soul

Verhalten Sie sich klug.

Schauen Sie nach links und rechts,
bevor Sie die Straße überqueren.

Mit anderen Worten:

Passen Sie auf sich auf.

DIE STÄDTISCHE GRÜNZONE.

Falls es passieren sollte, dass du dich

nach Einbruch der Dunkelheit in Central Park befindest,

meide alle Wege, die dich magisch anziehen.

Gehe eiligst zum Zoo

und krieche in die Höhle des Löwen.

Denn ehrlich gesagt, bist du dort viel sicherer.

– ODGEN NASH –

Unsere Stadt, ihre Bewohner aus Alle außer dir und mir
(Our City, Our Citizens aus Everyone But Me and Thee)

Geburt und Tod
bestimmen unser Leben.

Gehen Sie mit Ihrem Leben respektvoll um,
aber akzeptieren Sie, dass der Tod, wie auch die
Geburt, etwas ganz Natürliches ist.
Der Tod ist ein notwendiger Teil der menschlichen
Existenz, und ALLES ANDERE als ein
trauriges, schreckliches Versagen.

Wir denken daran, VORBEREITET ZU SEIN,
wenn wir sagen, dass der mögliche oder gar nahe
Tod eine ganz neue Perspektive gibt,

das eigene Leben zu
betrachten.

Spielt das eine Rolle?
Spielt überhaupt *irgendetwas* eine Rolle?
Oder...
spielt *alles* eine Rolle?

Welche Maßstäbe gelten für
»ein gutes Leben«?

Diese Frage ist so alt wie das Leben selbst.

Jeder von uns beschreitet einen anderen Lebensweg.

Doch wenn Sie mit sich selbst
innerlich Frieden geschlossen haben, ohne dass
Sie von Zweifeln, Bedauern und
Einsamkeit geplagt werden, hat IHR LEBEN,
wenn es zu Ende geht, einen Sinn.

*Und nur darum geht es, wenn wir über eine
Heilung sprechen – um das Erleben der Bedeutung
von Akzeptanz, Friede, Liebe, Freude
und Mitgefühl.*

Nur darum geht es.

Selbst dann, wenn Sie

das Gefühl haben, Sie hätten

nichts Besonderes in Ihrem Leben

geleistet, ist es

MEHR ALS GENUG,

wenn alle, die Sie umgeben,

davon profitiert haben,

Sie gekannt zu haben und

Kontakt zu Ihnen gehabt zu haben.

Es spielt kaum eine Rolle, ob Sie nun
an Krebs sterben oder an irgendeiner anderen
Krankheit, durch einen Unfall oder
wegen Ihres hohen Alters.

Das *wahre Geschenk* einer
lebensbedrohlichen Krankheit
liegt darin, dass Sie
die *Chance* bekommen, sich
beizeiten damit auseinander
zu setzen, dass

auch Sie sterblich sind …

… und sich mit
Ihrem Leben aussöhnen
und, falls nötig, noch rechtzeitig
die Dinge in Ordnung bringen zu können,
die Sie belasten
– Ihre Seele ebenso wie Ihren Körper –,

bevor Sie sterben.

Hallo, ihr radikalen Zellen,
es hat lange gedauert, bis ich einschätzen konnte,
was ihr für mich wirklich getan habt. So schmerzhaft es war,
aber ihr habt mich zum DENKEN gebracht!

– JÜRGEN GROHNE –

Gespräch mit deinen Zellen: Die Krebs-Mikroperspektive
(Talking To Your Cells: The Cancer Microperspective)

Sie bekommen also tatsächlich eine Chance,
den Sinn des Lebens zu erkennen,
noch während Sie

am Leben sind!

Das Beste, was Ihnen passieren kann, ist,
dass Sie diese Zeit nutzen, um sich Ihr Leben
allumfassend zu vergegenwärtigen.

Sie analysieren alle Ihre Beziehungen
und schließen Frieden mit sich selbst,
wie auch mit dem Rest der Welt.

Liebe ein intensives Gefühl oder eine tiefe Innigkeit oder Zuneigung zu einem Menschen oder einer Sache.

Falls Ihnen das
bis jetzt versagt war,
könnten Sie erleben, was

Liebe

eigentlich bedeutet.

Non Nobis Solum. Nicht allein für uns selbst.

– DIE SCHWESTERN VON SANKT ANN –

Motto der Sankt Josephs Schule für Krankenschwestern

Kathy Boake W.: *Posey*, 1999
Linolschnitt, 10 × 12 cm
© K. Boake W.

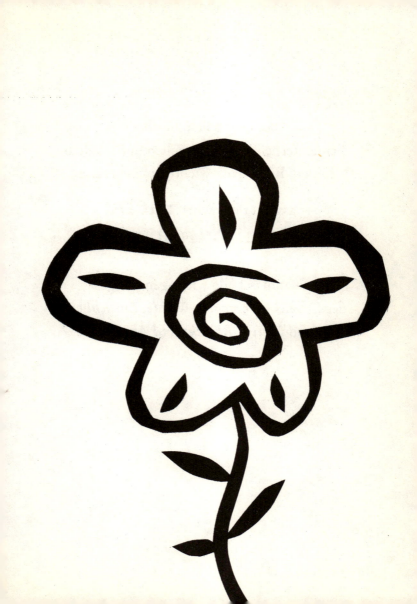

So, bevor sich die eher
Schüchternen jetzt womöglich unbehaglich
fühlen: Es ist ganz wichtig zu begreifen,

dass mit dem Wort Liebe

das GEGENTEIL VON FURCHT gemeint ist.

Es umfasst alle wichtigen Dinge
des Lebens – *Vergeben, Würde, Ehrlichkeit,
Freundlichkeit, Respekt und Akzeptanz.*

Ich hoffe, dass IHR HERZ mit Dankbarkeit
und Liebe zum Leben erfüllt ist,
wenn Ihre Zeit zum Sterben gekommen ist.

Geheilt zu sterben,

nicht verwundet,

in Frieden und ohne Wut,

dankbar und ohne Groll,

in Liebe und ohne Angst …

das ist das Beste, was man erreichen kann.

Und was, wenn Sie trotz alledem

noch sehr lange weiterleben?

Was uns nicht umbringt, macht uns stark.

– REDEWENDUNG –

Dann werden Sie vermutlich nicht nur
sehr viel stärker, sondern vermutlich
auch sehr viel glücklicher sein.

Für alle, die eine Starthilfe suchen,
um ihr Leben in Ordnung zu bringen,
folgt nun eine Übung, die Ihnen

garantiert dabei hilft,
auf schnellstem Wege
Seelenfrieden zu finden, *solange Sie leben.*

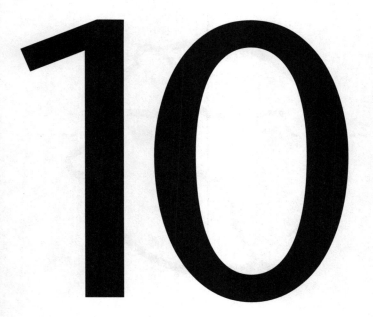

10

SCHRITTE ZUM SEELENFRIEDEN

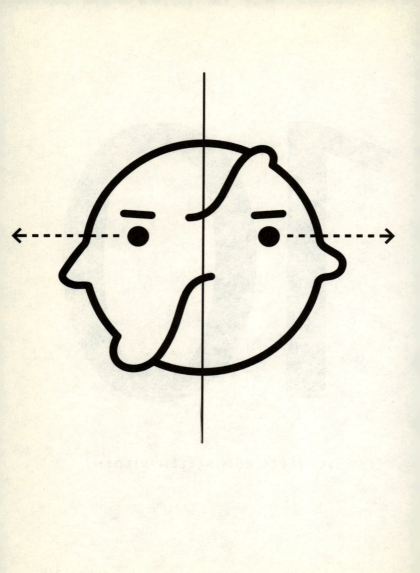

Janus *ist der griechische Gott
mit den zwei Gesichtern – einem jungen und einem
alten. Der weise alte Mann schaut zurück
auf vergangene Erfahrungen,
während der junge Mann, erfüllt von
jugendlichem Optimismus, erwartungsvoll
in die Zukunft blickt.*

Auch Sie können von solchen Visionen
profitieren und Ihren SEELENFRIEDEN
genießen, wenn Sie die nur
vermeintlich einfache Übung, die nun folgt,
vollständig durchführen.

Miriam McPhail & abcotter©home: *The Contemplation Of Janus,* 1996
Digitale Illustration
© Miriam McPhail und Arlene Cotter

Für die folgenden Seiten sollten Sie sich etwa

eine Stunde oder etwas weniger

Zeit nehmen, um alles aufzuschreiben,

was Ihnen SPONTAN durch den Kopf geht und

was Ihnen dabei helfen könnte, Ihr Leben

abzurunden.

*Achten Sie darauf, dass es sich dabei
um sehr persönliche Ziele handelt, die Sie auch
erreichen können.*

Gehen Sie dabei ganz intuitiv vor.

Vermeiden Sie Rationalismus und Zensur.

Und übertreiben Sie vor allem nicht über Gebühr.

Diese Übung ist GANZ BESTIMMT DEN AUFWAND WERT. (Falls Sie das Gefühl haben sollten, dass Sie diese Übung zu sehr irritiert oder für Sie körperlich zu anstrengend ist, dann könnten Sie ja einen Freund bitten, Ihnen dabei zu helfen.)

Entschuldigen Sie sich bei jemandem ...

Lassen Sie sich dabei helfen, einen längst überfälligen Brief zu schreiben ...

Schwimmen Sie im Meer ...

Spielen Sie Klavier und singen Sie mit Ihren Freunden ...

Geben Sie ein Familiengeheimnis preis ...

Bitten Sie jemanden um Hilfe ...

Schauen Sie sich Ihre alten Fotos an ...

Beenden Sie eine Fehde ...

Setzen Sie ein Testament auf ...

Planen Sie einen Urlaub ...

Geben Sie einige Ihrer Besitztümer weg ...

Sagen Sie jemandem, dass Sie ihn lieben ...

Gehen Sie angeln ...

Setzen Sie sich mit alten Freunden und Verwandten in Verbindung ...

Nehmen Sie ein Videoband für Ihre Lieben auf ...

LOS! 429

Schreiben Sie **10** Vorhaben
(wichtig bedeutet in diesem Falle nicht,
dass es sich um große Dinge handelt)
in beliebiger Reihenfolge auf,
so, wie sie Ihnen gerade durch den Kopf gehen.

Streichen Sie jedes Mal, wenn Sie
die Liste erneut durchgehen, EINE Sache weg,
aber nur eine (die am entbehrlichsten erscheint).

Diese Liste muss nicht
ordentlich aussehen, sondern inhaltlich
akkurat sein – deshalb ist es ganz normal,
wenn Sie darin streichen oder herumkritzeln.

ZEHN DINGE, DIE ICH VOR MEINEM TOD ERLEDIGEN MÖCHTE

1

2

3

4

5

6

7

8

9

10

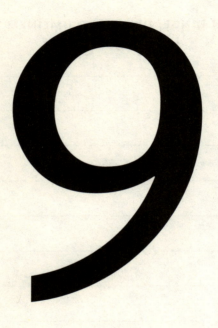

432 AB JETZT IST ALLES ANDERS

NEUN DINGE, DIE ICH VOR MEINEM TOD ERLEDIGEN MÖCHTE

1

2

3

4

5

6

7

8

9

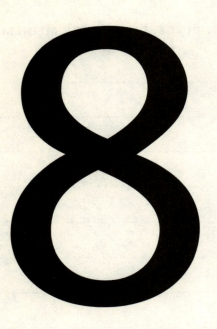

434 AB JETZT IST ALLES ANDERS

ACHT DINGE, DIE ICH VOR MEINEM TOD ERLEDIGEN MÖCHTE

1

2

3

4

5

6

7

8

SIEBEN DINGE, DIE ICH VOR MEINEM TOD ERLEDIGEN MÖCHTE

1

2

3

4

5

6

7

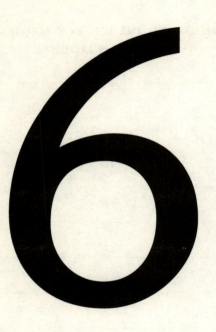

438 AB JETZT IST ALLES ANDERS

SECHS DINGE, DIE ICH VOR MEINEM TOD ERLEDIGEN MÖCHTE

1

2

3

4

5

6

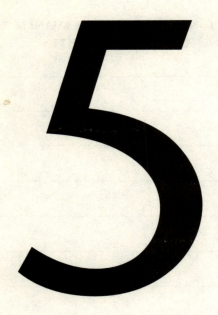

440 AB JETZT IST ALLES ANDERS

FÜNF DINGE, DIE ICH VOR MEINEM TOD ERLEDIGEN MÖCHTE

1

2

3

4

5

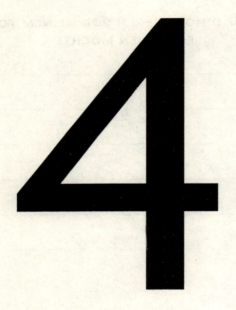

442 AB JETZT IST ALLES ANDERS

VIER DINGE, DIE ICH VOR MEINEM TOD ERLEDIGEN MÖCHTE

1

2

3

4

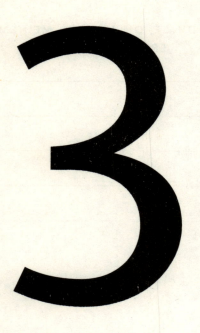

444 AB JETZT IST ALLES ANDERS

DREI DINGE, DIE ICH VOR MEINEM TOD ERLEDIGEN MÖCHTE

1

2

3

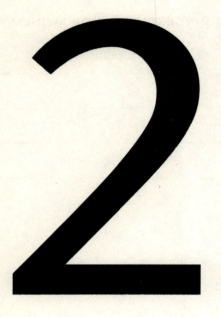

446 AB JETZT IST ALLES ANDERS

ZWEI DINGE, DIE ICH VOR MEINEM TOD ERLEDIGEN MÖCHTE

1

2

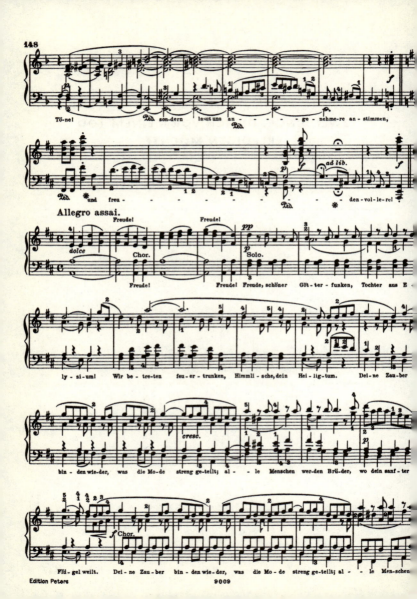

DAS **WICHTIGSTE,**

WAS ICH VOR MEINEM TOD TUN MÖCHTE

1

BEGINNEN SIE DAMIT

Die Neunte Sinfonie in D-Moll, Opus 125, An die Freude
Sie basiert auf der *Ode* von Friedrich Schiller, *Chor-Sinfonie*, Vierter Satz, 66 Minuten
Komponiert von Ludwig van Beethoven (1770–1827)
Sinfonien für Klavier (Zu Händen)
Abdruck mit freundlicher Genehmigung von C. F. Peters Corporation, New York

Während Sie die folgenden Zeilen lesen, bleibt Ihnen genügend Zeit, um sich wohl zu fühlen, denn die WAHRE Kraft liegt darin, IHREN HERZENSWUNSCH KUNDZUTUN UND DANACH LOSZULASSEN.

Menschen mit Krebs bezeichnen diese schwere Prüfung oftmals als

ein großes Geschenk –

als eines, das sie dazu gezwungen hat, sich auf das Wesentliche im Leben zu konzentrieren.

Soeben haben Sie eine Liste von Dingen erstellt, von denen Sie annehmen, dass Sie Ihnen dabei helfen könnten, all das auszukurieren, was Sie krank macht.

Setzen Sie Prioritäten, wenn Sie die Dinge auf Ihrer Liste in Angriff nehmen, denn damit vergrößern Sie Ihre LEBENSQUALITÄT.

Garantiert.

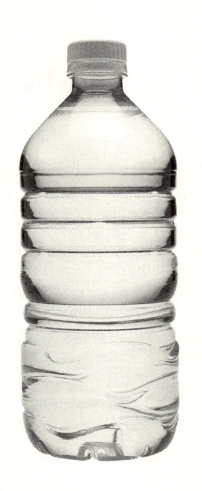

Also, los, trinken Sie vom Leben.

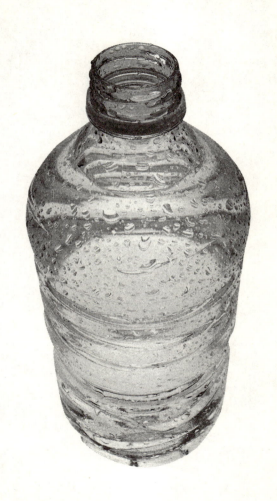

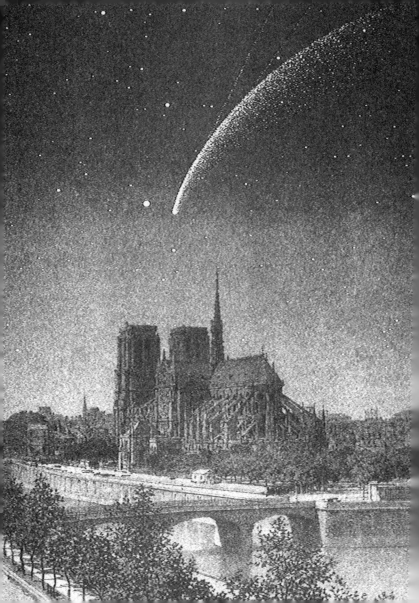

Selbst wenn der Arzt Ihnen nicht einmal

ein Jahr gibt, selbst wenn er bei einem Monat Zweifel hegt,

geben Sie sich einen mutigen Stoß

und schauen Sie zu,

was Sie in einer Woche erreichen können.

– ROBERT LOUIS STEVENSON –

Virginbus Puerisque

Der Komet Donati über Notre Dame von Amedée Guillemin, um 1858

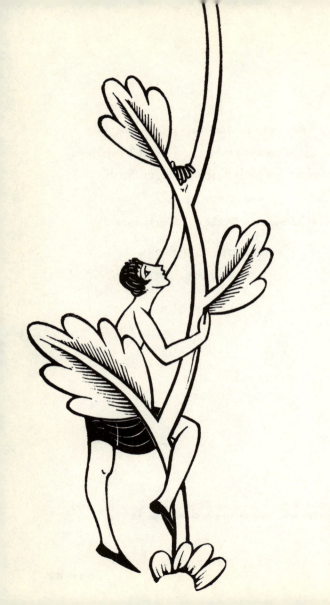

Damit **endet** dieses Buch,

und es **beginnt**

der Rest Ihres Lebens.

Eric Gill (1882–1940): *Junge, der einen Baum hochklettert (Boy About to Climb Tree)*
(Ausschnitt) 1929–31
Holzschnitt, 20 × 5 cm, Zierleiste zu *The Canterbury Tales*
The Art Collection, The Harry Ransom Humanities Research Center,
Universität von Texas in Austin
Mit freundlicher Genehmigung der Eric Gill Estate

DANKSAGUNG

Ich bin nicht von alleine gesund geworden,
und ich habe auch dieses Buch nicht alleine geschrieben.
Ab jetzt ist alles anders beinhaltet alles, was ich mit Hilfe anderer
gelernt habe. Es spiegelt die kollektive Weisheit,
Sachkenntnis, Inspiration und Liebe vieler Menschen wider,
die zu irgendeinem Zeitpunkt das Richtige
gesagt oder getan haben – Menschen, die mir ihre Zeit,
ihr Talent, ihre Gebete, Energie und Hoffnung geschenkt haben,
damit ich über meine Krebsdiagnose
hinwegkomme und es schaffen würde, dass dieses Buch
zustande kommt. Ich habe keine Ahnung,
woher sie wussten, was zu tun war – *sie wussten es einfach.*

Was nun folgt, ist eine unvollständige Liste
all jener weisen und großzügigen Menschen, die mir bei meinem
langen Heilungsprozess geholfen haben.

Für meine hartnäckige Agentin Denise Bukowski, die das Buch überhaupt ermöglicht hat. Für meine Lektorin bei Random House, NY, Courtney Hodell, die das große Ganze im Auge behält und dabei dennoch die wichtigen Details nicht übersieht, und der ich insbesondere dafür danken möchte, dass sie mich mit allem versorgt hat, damit ich dieses Buch schreiben konnte. Für Jürgen Grohne, Maurice Egan, Elma Heidemann und Randi Gunther, die das Talent besitzen, das nötige Potential eines Rohentwurfes zu erkennen. Ihnen allen bin ich für Ihr freundliches Interesse und die wertvollen Ergänzungen im Anfangsstadium sehr dankbar. Für Don Atkins, der viele Leute dazu gezwungen hat, in meinem Auftrag das Manuskript zu lesen – und den ich einfach unheimlich mag. Für Victor Marks, der mir anfangs Mut gemacht hat und großzügig Ratschläge gab. Er hat mir die nötige Zuversicht gegeben, um weiterzumachen. Für Steve Cobbs, der jederzeit die Ärmel hochkrempelt, um zu helfen. Für Barbara Hodgson, die bereits im Frühstadium ihr kritisches Feedback angeboten und meine ganzen Fragen mit unermesslicher Geduld beantwortet hat. Für Dr. Michael Harlos, der mit seiner vorsichtigen und detaillierten Vorabkritik dafür sorgte, dass dieses Buch wesentlich freundlicher ausgefallen ist. Für meinen Onkologen Dr. Joseph Connors, der mir vorsprochen hat, alles zu tun, was in seiner Macht steht, damit ich meine Krebserkrankung überleben würde – was ihm dann auch gelungen ist. Für Jan Gledstone, der nach wie vor gute Laune verbreitet. Für die wunderbaren Krankenschwestern von der BC Krebsstation in Vancouver – insbesondere für meine »allerersten«: Libby Hager und Iris Isla. Für »Marguerite«, eine reizende Krankenschwester im Vancouver Health and Science Hospital. Für meinen lieben und geduldigen Vater Julius Cotter, der als Erster wissen wollte, ob ich weiterleben möchte oder nicht, und mich danach auf sanfte Weise wieder ans Leben herangeführt hat... und das immer wieder. Für meine geliebte Mutter Izolda Kovacs Cotter, deren Vertrauen und Liebe grenzenlos ist. Für meine Schwester Linda Holmes, die mir ihr Leben geopfert hätte. Linda setzte alles daran, dass dieses Buch zustande gekommen ist und hat unbeirrt an ihrer Mission festgehalten, mich am Leben zu erhalten. Für meine ältere Schwester Kathy Bodell, durch deren phänomenalen 11-Stunden-Einsatz ein wesentlich überzeugenderes Buch zustande kam. Sie hat mich bis zum Schluss auf Trab gehalten. Für Joyce Guy, die unter schwierigsten Umständen freundlicherweise dafür gesorgt hat, dass ich mich in ihrem Heim zurückziehen konnte, und auch für ihre Familie, insbesondere Elaine Burke und Gwynne MacIntosh. Für Dr. Pippa Hawley, der wohl die humanste Einführung in die Krebserkrankung lieferte, die sich ein Patient nur wünschen kann, und auch für Dr. Dr. Wakefield. Für Sarah Sample, die stets im Hintergrund zur Verfügung stand. Für Joseph Biro und seine Frau Irene, die sich (erstmals nach etwa 25 Jahren) sofort auf die Reise machten, als sie von meiner Krebserkrankung erfuhren. Joe gelang es, in weniger als einer Stunde mir alles Nötige zu erzählen, damit ich auf die kommenden Ereignisse vorbereitet war. Ich bin mir nicht ganz sicher, ob er mir nicht tatsächlich all die Dinge, die in diesem Buch zur Sprache kommen, in diesem kurzen Überlebenskurs bereits mitgeteilt hat. Für den stillen und außergewöhnlichen Großmeister Peng, der dank Ann Gardner-Vigh und Béla Vigh seine Heilkräfte anbot. Für Jürgen Grohne, der Gleiches durchmachte, der mein Mentor und meine Muse und ein Mann ganz nach meinem Herzen ist. Was ich schreibe und denke, ist nur das hervorragende Ergebnis seines unermüdlichen Einsatzes und seiner unzähligen Ideen. Für den lieben Frank Sartori, der mir im wahrsten Sinne des Wortes das Leben rettete, weil er mich nicht sterben lassen wollte. Er ist mein Engel auf Erden. Für Grace Sartori, die mir ihre Hand reichte, als ich zu stolpern begann. Für die Aballini-Familie, insbesondere Ida, Frank und Susan, die mir alles über Freundlichkeit und Spinat-Ricotta-Gnocchi beibrachten. Für meine liebe Freundin Miriam MacPhail, die mit viel Geschick die ersten Entwürfe korrigierte, und der ich wirklich für ihre intelligenten Beiträge dankbar bin. Für meine Freunde Maggie und John Edwards-Pinel, deren einschlägige Erfahrungen im Bereich von Buchveröffentlichungen mir zugute kamen, sowohl beim Projektvorschlag als auch dem Manuskript. Für Margaret Brown, Dr. Steve Jordan und der gesamten Brown-Familie, die mir bei dem Buchprojekt in jeder erdenklichen Weise Mut gemacht haben. Für meine lieben Freunde Josie Patterson und Norma Lee. Für Nanci und Roy Walkup und den Rest der Gruppe, weil sie meine Schwester Linda – und damit auch mich – ständig unterstützt haben. Für Dr. Joan Chlebowski, die mir anfangs durch ihr Feedback geholfen hat, und Dr. Rowan Chlebowski, der mich dabei unterstützt hat, dass ich bis zur letzten Seite den Elan nicht verloren habe. Für Nola George, deren Herz so groß wie der Ozean ist, und die bis zum Schluss für mich gebetet hat. Für Michele Finnegan, die mir auf geduldige und mitfühlende Weise dabei geholfen hat, mich wieder in der Welt zurechtzufinden. Dafür bin ich ihr unendlich dankbar. Für Lisa Marginson, die darauf kam, wie das Buch beginnen sollte und mich dabei begleitet hat. Für Dr. Arianna Yakirov-Jarvis, die Zentimeter für Zentimeter die Tür für mich öffnete und mir schließlich dabei half, sie zu durchschreiten. Für Ian Bailey und Erin Hanrahan, die unendliche Würde bewiesen, als sie, ohne eine Minute zu zögern, meine Gesundheit vor irgendwelche Fragen bezüglich einer Hypothek stellten. Für Gary und Mary Hiscox, die dafür sorgten, dass ich nicht von der Bildfläche verschwand, und großzügigerweise ihre Freunde mit mir teilten, insbesondere die wunderbare und kluge Mary O'Donovan. Für diverse Freunde und Kollegen, die dabei halfen, dass ich an einem dünnen Faden mit der Welt in Verbindung blieb – Kathleen Speakman und Lesie Uyeda, Cilla Bachop, George Vaitkunas, Linda Bartz, Deborah Shackleton, David Hornblow, Roberto Docil, Diana Becker, Kim Blanchette, Gary Miles, Patricia McSherry, Miles Walker, Betsy Jones und Gus Tsetsekes, denen ich dafür Dank schulde, dass sie mich dazu überredet haben, wieder als Designerin tätig zu werden. Für Patrick Lyndon, der ganz genau in dieses Buchprojekt eingeweiht war und mich dazu ermutigt hat, über neue Räume und blaue Räume zu singen. Für Katharina Duerst und Raef Grohne, die zu meinen unerschütterlichen Freunden zählen. Für Rolf und Minka Grohne, deren Lebenslust einfach ansteckend ist. Für Pat Grohne, ihren Einsatz und ihre Kritik. Für Frithjoff Grohne, der sich eines schönen Tages für mich schlagen möchte. Für die Produzentin Effie Klein bei Global TV für ihren großartigen Beitrag zu diesem Buch. Für Kim Schachte und Lloyd Bernhardt, die mir großzügigerweise sehr lange einen Computer geliehen haben, als ich weder Geräte noch die entsprechenden Mittel dafür besaß. Für Chris und Karin Hall, die es wagten, mich zu besuchen, als ich sagte »Keine Besuche!«, und mich später in ihrem schönen Zuhause wohnen ließen. Für die Familien Pollak, Sutherland, Papan und Czotter, die mich nicht vergessen haben. Für Dr. Tim Yeomans, ein Arzt und Heiler, der genau zuhört und mich weiterhin auf meinem Heilungsprozess begleitet. Für Debra Allman, die mir immer wieder einen Stubs gibt. Für die vielen Leute, die mir erlaubt haben, Ihre Worte, Zitate und Kunstwerke zu verwenden – insbesondere Brian Cronin, der ganz früh seine Genehmigung erteilte und damit den Weg zu vielen anderen Künstlern ebnete. Für Mrs. Margaret Knox, die mir den Abdruck von »Mount Lefroy« genehmigte, einem inspirierenden Gemälde ihres Vaters, Adam Tegetmeier, der mir erlaubt hat, sein Bild »Boy About To Climb Tree« zu verwenden, und für Thomas Rockwell und die Familie Rockwell, die die Reproduktion eines Ausschnittes aus »Freedom To Worship« genehmigten. Für die Unzähligen, die das Rohmanuskript gelesen haben, konstruktive Gedanken einbrachten und mir Mut machten, ich habe keinen von euch vergessen und bin jedem Einzelnen dankbar. Dazu gehören auch Dr. John Thie, Dr. Leora Kuttner und Ginger Covalt. Für die liebe Jewel Compton. Für die verstorbene Jacquie Osborne, weil sie trotz ihres schwindenden Augenlichts das Manuskript gelesen hat und fundiertes Feedback lieferte, und mir versicherte, dass keiner ein Buch schreibt, der im Sterben liegt. Für Catherine Bennett, die die Abdruckgenehmigungen loseiste und damit alles ins Rollen brachte. Für Timothy Farrell bei RH, der stets effizient war. Für Patrick Turner, der herumtelefonierte, um das Melodram in den Griff zu bekommen. Für David Noble und Beth Morrison von der Bibliothek an der BCCA. Für Anne Seyme für ihre kleinen, aber präzisen Korrekturen. Für Kent Bodell, der alles kann (und auch tut), was nötig ist, um zu helfen. Für meine Nichte Alice Edwards und die Neffen Jason Edwards, Ted Bodell und Tim Bodell, die in kritischen Situationen einsprangen, wenn es mir nicht gut ging. Für Tom Holmes, der mir stets sein Haus, seine Frau und sogar sein Leben geopfert hätte. Für meinen jüngsten Neffen Alex Homes, den Erfinder und Schreiber, der nie vergessen hat, mir grüne Energie zu senden, wenn ich sie gebraucht habe. Für Mary aus Nova Scotia, ihren verstorbenen Ehemann Herb und die Familie Fleury für ihre vielen Gebete. Für Anne Gurney. Für Evelyn Lau für ihre gut funktionierenden Büros. Für Paul und Audrey Grescoe. Für Michael McCaerthy und Gary Tagalog. Für Pearl Lemert. Für Marcia und Donna Moroz. Für Jeanne Ibsen. Für Deborah DiGregorio. Für Daphne Wilson und Laura. Für Dr. Camille Torbey für seine Freundschaft. Für Linda Hoeppner, deren erstes Baby ich verpasst habe. Für Ronnie Dunne (geborene Radcliffe) in Wales. Für Paul Leo und Leigh Shelley, die viel zu viel gearbeitet haben – Gott sei dank. Für St. Therese und die vielen Menschen, die auf freundliche Weise an mich gedacht haben, als ich krank war … vielen Dank.